Doris Muliar

ABNEHMEN
mit der
SIRTFOOD-DIÄT

**Den Stoffwechsel ankurbeln, Fett verbrennen
und schlank werden mit der Kraft der Sirtuine**

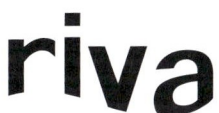

Bibliografische Information der Deutschen Nationalbibliothek
Die Deutsche Nationalbibliothek verzeichnet diese Publikation in der Deutschen Nationalbibliografie. Detaillierte bibliografische Daten sind im Internet über http://d-nb.de abrufbar.

Für Fragen und Anregungen
info@rivaverlag.de

Wichtiger Hinweis
Dieses Buch ist für Lernzwecke gedacht. Es stellt keinen Ersatz für eine individuelle medizinische Beratung dar und sollte auch nicht als solcher benutzt werden. Wenn Sie medizinischen Rat einholen wollen, konsultieren Sie bitte einen qualifizierten Arzt. Der Verlag und die Autorin haften für keine nachteiligen Auswirkungen, die in einem direkten oder indirekten Zusammenhang mit den Informationen stehen, die in diesem Buch enthalten sind.

Originalausgabe
1. Auflage 2020
© 2020 by riva Verlag, ein Imprint der Münchner Verlagsgruppe GmbH
Nymphenburger Straße 86
D-80636 München
Tel.: 089 651285-0
Fax: 089 652096

Redaktion: Caroline Kazianka
Umschlaggestaltung: Catharina Aydemir
Umschlagabbildungen: shutterstock.com: Anucha Tiemsom, Daxiao Productions, Fascinadora, Timolina, nelea33, Sea Wave, Liliya Kandrashevich
Satz: inpunkt[w]o, Haiger (www.inpunktwo.de)
Druck: Florjancic Tisk d.o.o., Slowenien
Printed in the EU

ISBN Print 978-3-7423-1473-4
ISBN E-Book (PDF) 978-3-7453-1144-0
ISBN E-Book (EPUB, Mobi) 978-3-7453-1145-7

Weitere Informationen zum Verlag finden Sie unter

www.rivaverlag.de

Beachten Sie auch unsere weiteren Verlage unter www.m-vg.de

INHALT

VORWORT

Vergessen Sie alles, was Sie bisher über die unzähligen Diäten wissen oder gehört haben. Vergessen Sie auch all die schlechten Erfahrungen, die Sie schon gemacht haben. Denn bei der Sirtfood-Diät ist alles anders! Es gibt keinen Verzicht, kein Verbot. Sie müssen auch nichts weglassen, keine Kalorien zählen und keinen Sport treiben, wenn Sie das nicht wollen. Das Geheimnis dahinter sind die Sirtuine, die von den britischen Ernährungsmedizinern Aidan Goggins und Glen Matten in den Fokus der Aufmerksamkeit gerückt wurden. Sirtuine sind Enzyme, die Ihr Körper selbst herstellt, wenn Sie ihm ein bisschen dabei helfen.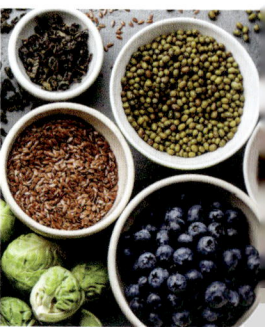

Die Sirtfood-Diät, die nicht zuletzt durch die Sängerin Adele bekannt wurde, kann der Schlüssel für einen gesunden, schlanken und bis ins Alter topfitten Körper sein. In diesem Buch finden Sie Empfehlungen für Lebensmittel, die Sie essen sollen. So viel Sie mögen und so viel Sie können. Wir erklären, warum gerade diese Nahrungsmittel und ihre Inhaltsstoffe so gut für Sie sind und wie sie Ihnen helfen, gesund, widerstandsfähig und aktiv zu bleiben. Und ganz nebenbei auch Ihre Wunschfigur zu bekommen oder zu erhalten.

Auf Ihrem Teller soll es in Zukunft so bunt wie möglich aussehen! Das Zusammenspiel des ganzen Farbspektrums, das Ihnen Gemüse und Obst anbieten, garantiert die Aktivierung der Sirtuine, des Stoffes, aus dem Wohlbefinden und Schönheit kommen.

In diesem Sinne: Treiben Sie es bunt!

ZUM UMGANG MIT DIESEM BUCH

Bitte achten Sie darauf, für wie viele Portionen das jeweilige Rezept gedacht ist – meist sind es zwei. Wenn Sie nur für sich allein kochen: Vieles eignet sich gut zum Einfrieren – davon gibt es oft auch gleich vier Portionen –, manches können Sie zum Mitnehmen vorbereiten und im Kühlschrank aufbewahren. Denn Meal Prep, also das Vorkochen von Mahlzeiten, spart Zeit und Energie! Gemüse wird in unseren Rezepten grundsätzlich gedämpft, da beim Kochen in Wasser, das schließlich weggeschüttet wird, zu viele wertvolle Inhaltstoffe verloren gehen. Wir verwenden dafür einen sogenannten Dampfgareinsatz, auch als Gemüsedämpfer oder Dämpfkorb im Handel. Er passt sich der Topfgröße an und wird in Aluminium oder Kunststoff für wenig Geld in Kaufhäusern, Supermärkten und im Internet angeboten.

Einige grundsätzliche Dinge, die für alle Rezepte gelten, möchten wir hier zusammenfassen:

- Wenn Milch und Joghurt verwendet werden, sind die Produkte mit 3,5 Prozent Fettgehalt gemeint – die fettreduzierten Varianten enthalten mehr Kohlenhydrate.
- Auch für Quark und Frischkäse gilt: Wählen Sie – selbst wenn Sie abnehmen wollen – die höheren Fettstufen. Die Light-Produkte weisen mehr Kohlenhydrate auf und außerdem Emulgatoren.
- Die Mengenangaben bei Gemüse und Obst beziehen sich auf ungeputzte Ware.
- Mit Zwiebel ist ein Exemplar von 100 g gemeint. Eine kleine Zwiebel hat etwa 75 g, eine große 150 g.
- 1 EL Öl schlägt bei den Nährwertberechnungen mit 15 g zu Buche, 1 TL mit 5 g.

Bei jedem Rezept finden Sie ausführliche Nährwertangaben. Kcal steht hierbei für Kalorien, E für Eiweiß, F für Fett und KH für Kohlenhydrate.

SIRTUINE – WAS IST DAS?

Sirtuine kann man nicht einfach essen oder trinken – sie sind im Körper vorhanden. Es handelt sich dabei um Enzyme, welche den Stoffwechsel und den Alterungsprozess steuern. Sie regen die Körperzellen an, mehr Fett zu verbrennen, mehr Muskeln aufzubauen, die Zellalterung zu verlangsamen und den Stoffwechsel insgesamt positiv zu beeinflussen.

Sirtuine wurden in den 1990er-Jahren zufällig entdeckt, und zwar im Fadenwurm und in der Bierhefe. Dass sie in praktisch allen Organismen existieren, hat man schnell herausgefunden. Beim Menschen wurden bislang sieben verschiedene Sirtuine mit unterschiedlichen Aufgaben ausgemacht. Die Wissenschaft bezeichnet sie als *silent information regulation two* und hat sie von 1 bis 7 durchnummeriert: von SIRT1 bis SIRT7.

Sirtuine sind Proteinverbindungen, die im Organismus wie ein Turbo wirken. Sie verstärken ohnehin vorhandene Stoffwechselvorgänge. Normalerweise wird dieser Turbo vor allem durch Fasten oder Stress gezündet. Das ist seit der Steinzeit in uns angelegt. Pech bei der Jagd auf Mammuts? Hunger! Feinde in Sicht? Stress!

Da diese Auslöser im modernen Leben eher fehlen, fristen die Sirtuine in unserem Körper ein mehr oder weniger untätiges Dasein. Die Folgen: verlangsamter Stoffwechsel, schnellere Alterung aufgrund ungenügender Zellreparatur, schwaches Immunsystem. Und für alle sichtbar: Fett, wo es nicht hingehört, und schlaffe Muskeln.

Wie und ob das Potenzial der kleinen Helferlein aktiviert wird, hängt vor allem von unserer Lebensweise und hauptsächlich von unserer Ernährung ab. Die sirtaktiven Stoffe werden Sie bald kennenlernen. Was die Sirtuine verkümmern lässt, gleich vorneweg. Es sind die üblichen Verdächtigen: Fertiggerichte, Zucker, weißes Mehl, Rauchen, zu viel Alkohol, zu wenig Bewegung.

WAS MACHEN SIRTUINE IN UNSEREM KÖRPER?

Unser Körper ist seit Jahrtausenden darauf trainiert, Hungerperioden schadlos zu überstehen. Bis zu den Anfängen der Industrialisierung waren die Menschen auch großen körperlichen Anstrengungen ausgesetzt. Erst in neuer Zeit und auch nur in den wohlhabenden Ländern ist Nahrung im Überfluss vorhanden. Das heißt übersetzt in unsere Gegenwart: Wir erfinden Fasten-Diäten anstelle der natürlichen Hungerperioden und betreiben Sport statt körperlicher Arbeit. Denn der Mechanismus ist derselbe geblieben: Speicher werden angelegt, die in Zeiten mäßigen Jagderfolges (= Fasten heute) wieder aufgebraucht werden können.

So wie beim Steinzeitmenschen durch unfreiwillige Nahrungspausen schaltet sich auch in unserem Körper beim freiwilligen Fasten ein Schlankheits-Gen ein. Dieses bewirkt, dass kein Fett mehr eingelagert wird, im Gegenteil, die Fettverbrennung wird angeregt. Zugleich setzt ein Reparaturmodus ein, Autophagie genannt, der mit schadhaften Zellen aufräumt und sie wieder verwertbar macht. Das führt zu mehr Widerstandskraft, ja verjüngt den Körper insgesamt. Außerdem wird der Muskelaufbau gefördert. Das heißt also: weniger Fett, mehr Muskeln, gesündere Zellen!

Das Unangenehme dabei ist nur, dass wir uns tatsächlich mit Nahrungsverzicht auseinandersetzen müssen. Und auch wenn der Diät-Modus eine Zeit lang gut geklappt hat, bedrängt uns der Jojo-Effekt, und das ganze Spiel beginnt wieder von vorne, wie viele von Ihnen sicher leidvoll erfahren haben.

Aber jetzt kommen die Sirtuine ins Spiel. Diese geben vor allem Sportmuffeln oder Menschen, die schon an vielen Mode-Diäten gescheitert sind, Hoffnung, dass es endlich ohne Diät und Verzicht klappt – nämlich einfach durch eine andere Ernährungsform mit Lebensmitteln, die Sie ohnehin schon kennen. Sie müssen keine ungewohnten und fremden Zutaten wie Algen oder Panzer von Schalentieren zu sich nehmen, keine Pulver anrühren oder Ihre Vorräte entsorgen. Der regionale Anbau in unseren Breiten bietet fast alles, was Sie brauchen: grünes Gemüse, Beerenobst, Nüsse, Kräuter und vieles mehr. Dazu kommen noch Tee, Kaffee, Kakao, Kurkuma und Ingwer. Eine ausführliche Tabelle, welche Lebensmittel jetzt für Sie im Vordergrund stehen, finden Sie auf Seite 38.

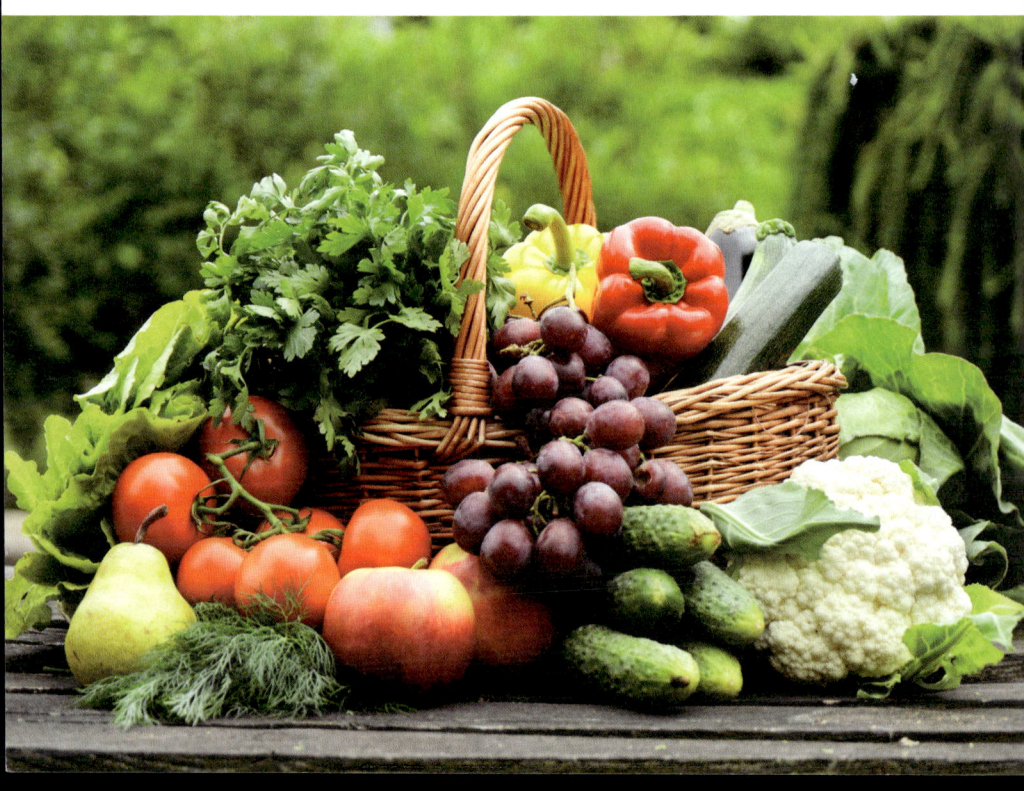

MUSKELN STATT FETT

Möge sich das Fett an Bauch und Hüften doch einfach in feste, stramme Muskeln an Po, Schenkeln und Oberarmen verwandeln – das ist wohl der Traum aller, die sich mit Diäten, Crunches und Sit-ups quälen. Mit der Aktivierung der Sirtuine kommen der Waschbrettbauch und die Madonna-Oberarme zwar nicht ganz von allein. Aktive Sirtuine unterstützen jedoch die Umformung von Fett in Muskeln ganz erheblich.

Doch was machen die Sirtuine mit unseren Fettzellen, damit sie freiwillig verschwinden? Nun eigentlich verschwinden sie nicht ganz. Die Erklärung dazu in Kürze: Wir haben weiße Fettzellen, die dafür da sind, Fett für Notsituationen einzulagern, was sie theoretisch unbeschränkt machen. Daneben gibt es die braunen Fettzellen, von denen Neugeborene noch sehr viele haben, die aber im Laufe der Zeit immer weniger werden. Dieses braune Fettgewebe dient der Energiegewinnung, kann Säuglinge oder kleine Tiere von innen wärmen. Sirtuine können weiße Fettspeicher-Zellen dazu anregen, sich wie braunes Fett zu verhalten, also keine Energie mehr zu speichern, sondern im Gegenteil, sie zu verbrauchen.

Durch Aktivierung weiterer Stoffwechselvorgänge wie des Insulinstoffwechsels sowie Anregung der Schilddrüsenhormone beginnen die Fettdepots zu schmelzen.

Gleichzeitig mit dem Fettabbau sorgen Sirtuine für einen Muskelzuwachs. Ein signifikantes Plus gegenüber allen bekannten Diäten, bei denen neben Fett auch das Eiweiß der Muskelmasse zur Energiegewinnung abgebaut wird. Eben diesen unerwünschten Abbau lassen die Sirtuine nicht zu. Bildlich gesprochen: Ein Organismus mit intakten Sirtuinen weiß noch, dass Sie Ihre Muskeln brauchen, um auf der Mammut-Jagd erfolgreich zu sein.

Das Tolle an den Sirtuinen: Sie bauen nicht nur Muskeln auf, sie können auch deren Qualität bis ins hohe Alter fördern und erhalten. Denn der Muskelabbau setzt leider bereits ab einem Alter von 25 Jahren ein, wenn man nichts dagegen unternimmt. Zunächst mag Sport hilfreich sein, doch spätestens ab 50 machen sich hier Defizite bemerkbar. Freie Radikale und versteckte Entzündungen setzen dem Körper und seinem Erscheinungsbild zu. Wissenschaftler sehen in der verstärkten Aktivierung der Sirtuine einen wirksamen Weg, um nicht nur Muskelschwund, sondern den Alterungsprozess zu verlangsamen und damit die Lebensqualität zu verbessern.

DAS GEHEIMNIS DER BLAUEN ZONEN

Im Rahmen von Studien zum Thema gesunde Ernährung und Langlebigkeit fand der Autor Dan Buettner weltweit fünf Gegenden, in denen besonders gesunde und überdurchschnittlich betagte Menschen leben. Diese Landstriche werden als *blue zones*, Blaue Zonen, bezeichnet. Buettner nahm mit einer Reihe von Wissenschaftlern Ernährung und Lebensweise dieser Bewohner unter die Lupe. Sie fanden – wenig verwunderlich – viel Gemüse, Hülsenfrüchte (auch Tofu), Beeren und Nüsse auf den Tellern. Zudem hatten sie alle wenig Stress, ein friedliches Sozialleben und bewegten sich moderat.

Auf die Ernährung bezogen ist allen gemeinsam, sich betont pflanzlich zu ernähren. Außerdem haben sie die Angewohnheit, sich nicht vollständig satt zu essen, das heißt, kurz vor der Sättigung schon aufzuhören und nicht zu »völlern«. Fleisch und Fisch sind den Feiertagen vorbehalten, industriell verarbeitete Lebensmittel, raffinierter Zucker und weißes Mehl sind unbekannt.

Unterm Strich also: viel grünes Gemüse, Obst, Nüsse, Kräuter, gutes Öl und Hülsenfrüchte.

Wenig bis gar kein Fleisch und Wurst – und wenn, dann von Tieren aus artgerechter Haltung. Fisch (naturgemäß aus Wildfang) kommt ebenfalls nur ab und zu auf die Teller. Auch Milch und Milchprodukte werden selten, sparsam und vorzugsweise von Schaf oder Ziege verzehrt.

Die Mahlzeiten werden fast ausschließlich frisch zubereitet und in möglichst wenigen Arbeitsschritten. Das haben wir bei unseren Rezepten auch berücksichtig.

Nun muss man sagen: Die Menschen in der Blauen Zone haben es relativ leicht, so gesundheitsfördernd zu leben. Bis auf die Adventisten in Loma Linda, Kalifornien, wohnen alle eher abgeschieden auf Inseln bzw. Halbinseln. Sie sind nicht den ständigen Verführungen ausgesetzt, wie wir sie kennen: Fast Food und Fertiggerichte an jeder Ecke, überquellende Supermarkt-Regale, Werbung, versteckter Zucker, Lebensmittelskandale und vieles Schädliche mehr. Dazu gesellt sich bei uns eine große Verwirrung, was man denn überhaupt noch essen kann, was gesund ist und was von Geschäftemachern nur als gesund angepriesen wird.

Die Ernährung der Menschen in den Blauen Zonen bietet auf jeden Fall einen guten Anhaltspunkt dafür, welche Lebensmittel als gesund gelten können. Interessanterweise sind diese ziemlich identisch mit den kürzlich gefundenen Sirtuin-aktivierenden Nährstoffen – den Sirtfoods. Die sekundären Pflanzenstoffe, auf die es bei den Sirtfoods maßgeblich ankommt, sind sowohl in den untersuchten Gegenden als auch in den Ergebnissen der Sirtuin-Forschung reichlich vorhanden. Und was den Menschen der Blauen Zone außer Gesundheit und hohem Alter noch gemeinsam ist: Sie sind alle schlank und fit!

Nehmen wir also das Beste aus den Blaue Zonen und anderen Teilen der Welt mit besonders langlebigen und gesunden Menschen:

- Olivenöl, Knoblauch und Walnüsse aus Ogliastra, Sardinien, Italien
- grüner Tee, Shiitake-Pilze und Tofu von Okinawa, Japan
- Bohnen und Hülsenfrüchte aus Nicoya, Costa Rica
- Ziegenmilch und Bohnen von Ikaria, Griechenland
- Nüsse und Sojamilch aus Loma Linda, Kalifornien

Nicht eingeschlossen in die Untersuchungen über die Blauen Zonen, dennoch aus Bereichen mit – und das ist wissenschaftlich nachgewiesen – gesund alternder Bevölkerung:

- Kakao von den San-Blas-Inseln, Panama
- Kurkuma aus Indien

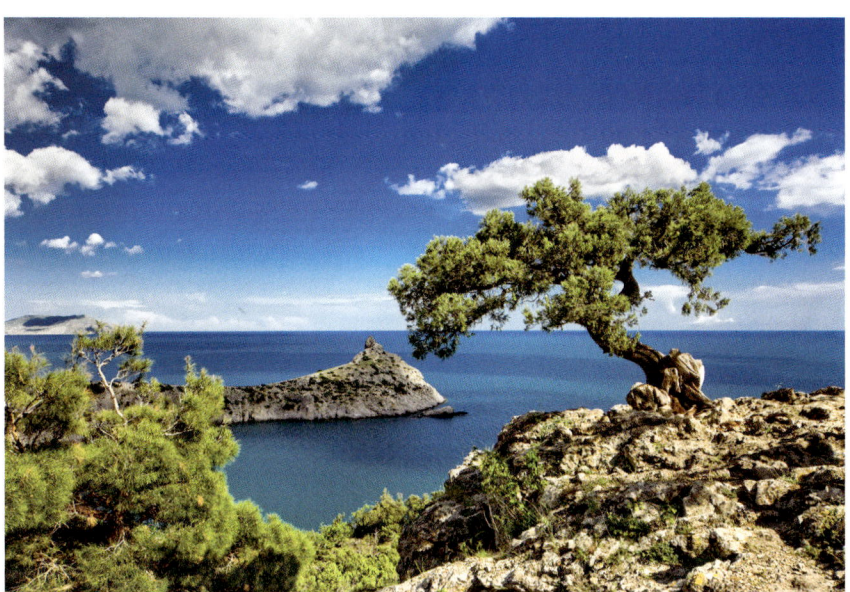

Für unsere Sirtfood-Diät heißt das: viel grünes Gemüse, Hülsenfrüchte und Getreide, die in allen Zonen Grundnahrungsmittel sind. Dazu grüner Tee aus Japan, Olivenöl vom Mittelmeer, wenig Milchprodukte und diese eher von Ziegen und Schafen, nur hin und wieder Fleisch und Fisch.

Zum Schluss noch eine interessante Beobachtung: Wandern Bewohner dieser Blauen Zonen in westliche Regionen aus und nehmen die dortigen Lebens- und Ernährungsgewohnheiten an, ist es schnell Schluss mit schlank und fit. Sie werden leichter krank, altern rascher, leiden an Diabetes, Herz- und Gefäßproblemen, erhöhtem Cholesterinspiegel, Alzheimer, Krebs und all den anderen Zivilisationskrankheiten.

WO SIND SIRTUINE ENTHALTEN?

Sirtuine selbst werden Sie in keinem Lebensmittel finden, es gibt auch keine Wunderpille mit den Schlank-und-fit-Enzymen. (Obwohl die Pharmaindustrie großes Interesse daran hat und auch schon diesbezüglich forscht.) Sirtuine stellt der Organismus her, wenn er hungert oder starkem Stress ausgesetzt ist. Beides wollen wir jedoch nicht wirklich. Doch jetzt die gute Nachricht: Sie können Ihren Organismus unterstützen, indem Sie ihm Nährstoffe geben, die die Sirtuine aktivieren, das sogenannte Sirtfood. Seit 2003 entdecken Forscher in immer mehr ohnehin bekannten Lebensmitteln solche Stoffe.

In der folgenden Tabelle finden Sie diese Inhaltsstoffe. Dabei erfahren Sie auch, was sie bewirken, und sehen, worin sie vermehrt enthalten sind.

Wirkstoff	Wirkung	Vorkommen	Dosierung frische Produkte
Allicin (Aminosäure)	antibakteriell, hält Blutgefäße elastisch, senkt LDL-Cholesterin	frisch gepresster Knoblauch	5 g täglich
Anthocyan (Pflanzenfarbstoff)	antioxidativ (gegen Sauerstoffradikale), entzündungshemmend, gut für Herz und Blutgefäße, schützt DNA	rotes, violettes, blaues Obst und Gemüse	so viel wie möglich
Capsaicin (Alkaloid)	schützt Zellen, regt Fettverbrennung an, senkt Blutzucker, schützt Leber und Magen, unterstützt das Abnehmen	Chilischoten, frisch oder getrocknet, Chiliflocken, Cayennepfeffer	Je schärfer, umso größer die Wirkung. Bis zu 6 kleine Schoten täglich gelten als unbedenklich. Die meiste Schärfe liegt in den Kernen, dort gibt es ohnehin kein Capsaicin, Sie können sie also ohne Bedenken entfernen.

Wirkstoff	Wirkung	Vorkommen	Dosierung frische Produkte
Catechine (Pflanzen-farbstoffe)	antioxidativ, schützen vor Plaque, Arterio-sklerose und Herzin-farkt, Anti-Aging, ver-hindern Schäden der UV-Strahlung, senken Cholesterin, helfen beim Abnehmen	grüner Tee, Matcha (Grün-tee-Pulver), dunkle Schokolade	Grünen Tee können Sie trinken, so viel Ihnen guttut. Er enthält je nach Sorte unterschiedlich viel Koffein. Schokolade nur in Ma-ßen, neben Catechinen stecken leider auch viele Kalorien und Fette darin.
Cumarin (Aromastoff)	entzündungshem-mend, antiviral, fördert Durchblutung	Zimt, Kümmel, Dill, Tonkabohnen, Datteln	2 g Zimt pro kg Körpergewicht werden vorsichtshalber als Höchst-dosis epfohlen. Das wären etwa 100 g Zimtsterne täglich.
Curcumin (Pflanzen-farbstoff)	Einer der besten Sirtu-in-Aktivierer! Sehr ent-zündungshemmend, gut für Immunsystem und Verdauung, lindert Gelenkbeschwerden	Kurkuma (Gelb-wurz), frisch oder gemahlen. Große Mengen stecken in Currypulver.	Durch Zugabe von schwarzem Pfeffer 20-fach erhöhte Bio-Ver-fügbarkeit. Ein Zuviel an Kurku-ma kann bei manchen Menschen zu Verdauungsbeschwerden wie Blähungen führen.
Epigallocate-chingallat (ECGC, Flavanol)	Antioxidans, Wirkung noch nicht vollständig erforscht	grüner Tee, Matcha (Grüntee-Pulver), Oolong-Tee	Koffeingehalt beim Tee beach-ten. Schwangere maximal 4 Tassen grüner Tee, kein Matcha!
Glukorapha-nin (Senföl-glykosid)	antioxidativ, antibak-teriell und -viral, ent-zündungshemmend	Brokkoli, Blumen-kohl und alle an-deren Kohlsorten, Kresse, Rettich, Rucola, Raps, Senf	So viel wie beliebt. In Brokkoli-Sprossen 10-mal höherer Wirk-stoffgehalt!
Hesperidin (Bioflavonoid)	senkt Blutdruck, schützt Gehirn und DNA. Studien zur Wirkung auf den Stoffwechsel sind in Arbeit.	Zitrusfrüchte, vor allem weiße Haut von Orangen. Oran-gensaft ist eine der wenigen natürlichen Hesperidin-Quellen.	Täglich 1 Glas Orangensaft (frisch gepresst!) ist unbedenk-lich. Kann aber zu Photosensibili-tät führen, das heißt, Sie bekom-men leichter Sonnenbrand.
Indol-3-Car-binol (Gluco-sinolat)	Antioxidans, schützt DNA, unterstützt die Leber bei Entgiftung	grünes Gemüse, Kohl, besonders Brokkoli	Als Nahrungsergänzung für Schwangere nicht zu empfehlen, frisch zubereitetes Gemüse ohne Einschränkung.
Isoflavone (gelbe Pflan-zenfarbstoffe)	Auch Phytoöstrogene genannt. Sollen gegen Beschwerden im Klimakterium helfen.	Sojaprodukte, Leinsamen, Hülsenfrüchte, gelbliche Obst- und Gemüse-sorten	Als Nahrungsergänzung wegen der Östrogen-Wirkung mit Vor-sicht zu behandeln (Schwangere, Brustkrebs-Paptientinnen). Natürli-che Sojaprodukte sind nach der-zeitigem Wissensstand unbedenk-lich – auf Bio-Erzeugung achten!

Wirkstoff	Wirkung	Vorkommen	Dosierung frische Produkte
Isothiocyanat (Senföl- glycosid)	bekämpft und ver- hindert Infekte	Rettich, Meerret- tich, Radieschen, Kresse, Kohl, Senf	So viel Sie mögen.
Kaffeesäure (Phenolsäure)	Antioxidans, entzün- dungshemmend	sekundärer Pflan- zenstoff, der fast überall in der menschlichen Nahrung vor- kommt. Viel davon in Kaffee und Datteln	25–75 mg pro Tasse. Kann in großen Mengen (mehr als 4–5 Tassen) den Magen reizen. Schwangere wegen des Koffein- gehalts höchstens 2 Tassen Kaffee.
Naringenin (Flavonol, Bitterstoff)	antioxidativ, entwickelt entgiftende Enzyme, lipidsenkend	Zitrusfrüchte, vor allem Grapefruits	Kann die Wirkung von Medika- menten beeinflussen. Fragen Sie Ihren Apotheker!
Oleuopein (Bitterstoff)	antioxidativ, entzün- dungshemmend, gut für Herz, Kreislauf und Gefäße	Olivenöl	Unbedingt nur natives Olivenöl extra oder Olivenöl extra vergine verwenden.
Phloretin (Flavonoid)	kann hautschädigende freie Radikale neu- tralisieren	Äpfel	Der extrahierte Stoff wird haupt- sächlich für Pflegemittel eingesetzt. Äpfel sind aber nicht nur wegen Phloretin Sirtuin-aktivierend.
Piceatannol (Glucosid)	Einfluss auf Insulin- und Fettstoffwechsel, versteckte Entzün- dungen	Rotwein und rote Weintrauben, Erdnüsse, Wurzel- gemüse	Keine Beschränkung bei frischen Lebensmitteln. Vorsicht bei Rot- wein – zu viel ist schädlich!
Protocate- chusäure (Phenolsäure)	blutreinigend, antial- lergisch, entzündungs- hemmend	Olivenöl, Oliven, Naturreis, Pekan- nüsse	Keine Nebenwirkungen bekannt.
Quercetin (Flavonol)	Zellschutz, entzün- dungshemmend, gut bei Allergien, Anti- Aging, schützt Blut- gefäße und stärkt das Immunsystem	Äpfel, Brokkoli, rote Zwiebel, Kapern, Grünkohl, Rucola, Buch- weizen	Äpfel nicht schälen. Keine Verzehr-Einschränkungen.
Resveratrol (Polyphenol)	wirkt gegen Arterio- sklerose, gut für Herz und Ausdauer, Anti- Aging	Himbeeren, rote Weintrauben, Pflaumen, Erd- nüsse, Rotwein	Gilt als bedeutendster Aktivator mit der größten Wirkung auf die Gesundheit. Vorübergehend verstärkte Darmtätigkeit möglich.

WAS AKTIVIERT SIRTUINE?

Wir bezeichnen die Lebensmittel, die imstande sind, Sirtuine zu aktivieren, der Einfachheit halber als Sirtfoods. Es sind in erster Linie Stoffe, mit denen Pflanzen sich schützen. Seien es Farbstoffe, Bitterstoffe oder sei es höllisch Scharfes. Chemisch gesehen sind das im Grunde genommen Gifte gegen die Fraßfeinde der Pflanzen.

Was bedeutet es nun, diese Substanzen, die für den menschlichen Organismus nur schwach giftig sind, zu sich zu nehmen? Eine Art von Stress! Und genau darum geht es, wie Sie bereits gelesen habe. Stress aktiviert Ihre Sirtuine, und schon wird die Wirkung erzielt, um die es Ihnen geht: fitter, jünger und schlanker zu werden!

Wer bisher viel Gemüse gegessen hat, wird das wegen der enthaltenen Vitamine, Mineralstoffe und der viel gelobten Antioxidantien gerne getan haben. Das ist alles unbestritten auch sehr gesund – aber jetzt erst weiß man, warum darüber hinaus eine bunte Vielfalt auf dem Teller insgesamt so erneuernd und verjüngend auf den Organismus wirkt.

Polyphenole

Das ist die Hauptgruppe der Stoffe, mit denen sich Pflanzen, die ja vor ihren Feinden nicht davonlaufen können, schützen. Sie werden auch als sekundäre Pflanzenstoffe bezeichnet. (Die primären sind Kohlenhydrate, Eiweiß und Fett.)

In der großen Gruppe der Polyphenole interessieren uns besonders die Farbstoffe (locken Insekten zur Bestäubung), die sauren Geschmacksstoffe (gegen Fraßfeinde) sowie die bitteren und herben Tannine. Sie befinden sich hauptsächlich in den Randschichten von Gemüse, Obst und Getreide und bilden sich bei Anbau im Freiland (am besten bio) wesentlich besser aus als im Gewächshaus oder unter Folie.

Einige Polyphenole wirken entzündungshemmend und antioxidativ, andere schützen vor freien Radikalen, wieder andere verhindern Fettablagerungen in den Blutgefäßen oder stärken den Darm. Ihre Wirkungsweisen sind so vielfältig wie ihre Farben und Aromen – je mehr und je bunter Sie essen, desto größer die Wirkung. Deshalb ergibt es auch wenig Sinn, einzelne Polyphenole, die als Nahrungsergänzung im Handel erhältlich sind, einzunehmen. Isolierte Nährstoffe können nie denselben gesundheitlichen Effekt haben wie das Zusammenspiel aller Komponenten, die sich gegenseitig ergänzen oder verstärken.

Nachfolgend finden Sie die wichtigsten Nahrungsmittel geordnet nach den Farben Gelb, Rot, Grün und Blau. Dazu die Gruppen Saures, Bitteres, Scharfes und Süßes.

Generell wichtig in der gesunden Ernährung, zur Sirtuin-Aktivierung und auch beim Abnehmen sind Proteine und Omega-3-Fettsäuren, die ein eigenes Kapitel bekommen haben.

Gelb und Orange

Die gelblich-weiße bis quietschgelbe Farbe von Obst und Gemüse kommt unter anderem von den Flavonoiden Luteolin, Apigenin und Quercetin und natürlich aus den Carotinoiden (die auch für oranges und rotes Obst und Gemüse verantwortlich sind). Die Aufnahme von Carotinoiden wird erst durch Zugabe von Fett ermöglicht – weshalb beispielsweise zum Möhrensaft auch immer ein paar Tropfen Öl kommen.

Besonders sirtaktiv sind Chicorée, Knoblauch, Zwiebeln, Ingwer, Pilze, Zitronen, Grapefruit, gelbliche Äpfel wie zum Beispiel Golden Delicious. Die leuchtende Sonnenfarbe tragen auch Kürbis, Mais, Banane, Mango, Melone, Birnen, Mirabellen oder Ananas.

Kurkuma

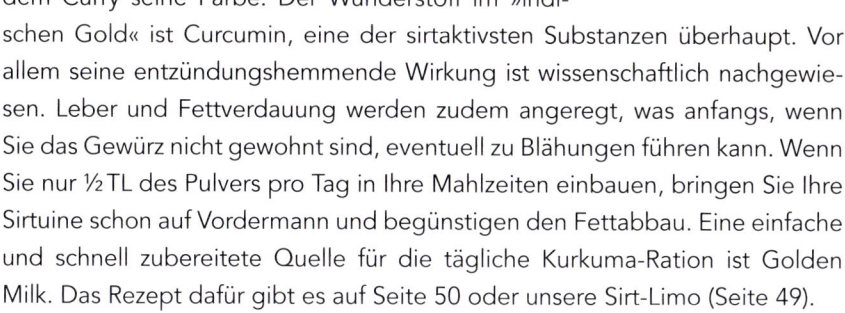

Der leuchtend orange-gelbe Farbstoff der Gelb-
wurz, wie das Gewürz bei uns eigentlich heißt, gibt
dem Curry seine Farbe. Der Wunderstoff im »indi-
schen Gold« ist Curcumin, eine der sirtaktivsten Substanzen überhaupt. Vor
allem seine entzündungshemmende Wirkung ist wissenschaftlich nachgewiesen. Leber und Fettverdauung werden zudem angeregt, was anfangs, wenn
Sie das Gewürz nicht gewohnt sind, eventuell zu Blähungen führen kann. Wenn
Sie nur ½ TL des Pulvers pro Tag in Ihre Mahlzeiten einbauen, bringen Sie Ihre
Sirtuine schon auf Vordermann und begünstigen den Fettabbau. Eine einfache
und schnell zubereitete Quelle für die tägliche Kurkuma-Ration ist Golden
Milk. Das Rezept dafür gibt es auf Seite 50 oder unsere Sirt-Limo (Seite 49).

Frische Kurkuma, die aussieht wie eine kleine Ingwerwurzel, bekommen Sie
mittlerweile in den Gemüseabteilungen vieler Supermärkte. Ein »Finger« ent-
spricht dabei etwa ½ TL des getrockneten Pulvers.

Die Aufnahme des Inhaltsstoffes Curcumin wird um ein Vielfaches erhöht,
wenn Kurkuma mit Öl und schwarzem Pfeffer zubereitet wird.

Hinweis: Für Schwangere, Stillende und Kleinkinder gibt es noch keine Er-
kenntnisse zu möglichen Nebenwirkungen – diese sollten daher lieber vorsichtig mit dem heilkräftigen Gewürz umgehen.

Rot

Das Knallrot bei Obst und Gemüse kommt vom Lycopin, einem Carotinoid, und von den Anthozyanen. Die
Wirkung von Lycopin hängt eng mit der Fettverdauung
zusammen. Daher sollten bei der Zubereitung auch immer wenigstens ein paar Tropfen Öl dazukommen. Lycopin
gilt als Super-Radikalenfänger und schützt zudem die Haut von innen.
Ebenfalls mit im Spiel: die Anthozyane, welche regenerierend auf den gesamten Organismus und damit verjüngend wirken.

Zur Aktivierung der Sirtuine sind besonders geeignet: Tomaten, Chilischoten, rote Paprika, Rote Bete, Rotkohl, Granatäpfel, rote Äpfel, alle roten Beeren und Weintrauben.

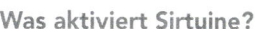

Grün

Der wohl bekannteste Pflanzenfarbstoff ist Chlorophyll, der durch Photosynthese für den Sauerstoff in unserer Luft sorgt. Das reichlich vorhandene Chlorophyll in unseren grünen Gemüsesorten regt den Sauerstofftransport in den Blutgefäßen an, fördert die Bildung neuer Blutzellen und schützt die Zellmembranen vor Schäden.

Besonders Sirtuin-aktivierend sind vor allem Grünkohl und Brokkoli – je dunkler, desto besser. Aber auch alles andere Grünzeug gehört immer wieder auf Ihren Teller: Spinat, Mangold, Zucchini, Erbsen, grüne Paprika, alle Kräuter, grüne Weintrauben, Stachelbeeren, Birnen. Als Sirtfood gelten auch Liebstöckel, Kapern und Oliven.

Neben diesen Segnungen des Chlorophylls enthält grünes Sirtfood so viele weitere Enzyme, Mineralstoffe und Spurenelemente, dass die Bezeichnung Powerfood noch untertrieben erscheint. Wenn Sie nicht so viel Grünes essen wollen: Ab Seite 54 finden Sie Anregungen für grüne Smoothies.

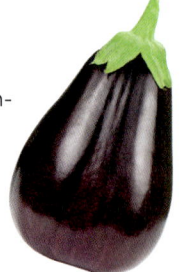

Blau

Blau und Violett im Gemüse- und Obstkorb verdanken wir ebenfalls den Anthocyanen. Sie schützen nicht nur vor Herz-Kreislauf-Erkrankungen, sondern sind besonders aktiv gegen das Altern der Haut. Das macht blaues Obst und Gemüse auf jeden Fall zu einem begehrten Sirtfood. Die sirtaktivsten Vertreter in dieser Gruppe sind Auberginen, dunkle Weintrauben, Blaubeeren, Brombeeren und rote Zwiebeln.

Sauer – die Zitrusfrüchte

Orangen, Grapefruits, Mandarinen, Clementinen – sie alle weisen viel säuerlich schmeckendes Vitamin C auf. Ein wichtiges Vitamin für den Knochen- und Bindegewebeaufbau und natürlich für das Immunsystem.

Die zahlreichen sekundären Pflanzenstoffe – unter anderem Naringenin, Quercetin, Rutin und Hesperidin – machen alle Zitrusfrüchte aber erst zu großartigen Sirtuin-Aktivatoren.

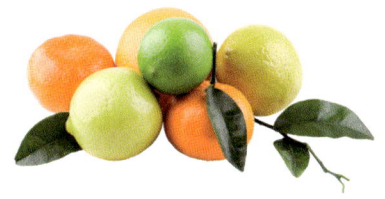

Sie senken Blutzucker, Blutdruck und Cholesterin.

In den rosa Grapefruits und Blutorangen befindet sich außerdem der rote Pflanzenfarbstoff Lycopin, der Zellmembranen schützt.

Bitter

Bitterstoffe sind in vielen Pflanzen zum Schutz vor Fraßfeinden enthalten. Im Grunde schützen sich die Pflanzen dadurch auch vor uns, denn Bitteres zu essen ist nicht jedermanns Sache. Aber selbst in kleinen Dosen – manchen Pflanzen wie Radicchio oder Grünkohl wurde das Übermaß an Bitterstoffen weggezüchtet – ist diese Komponente sehr sirtaktiv.

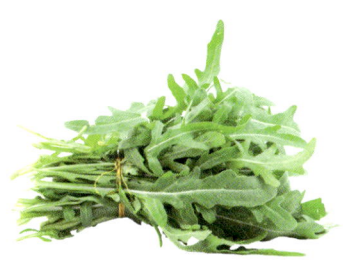

Chicorée, Rucola, Grapefruit, Brokkoli und andere Kohlsorten wirken nicht nur antioxidativ, sie sind gerade wegen ihrer Bitterstoffe auch starke Fatburner.

Für die Gallenblase sind die Bitterstoffe lebenswichtig, da sie sonst keine Gallenflüssigkeit bilden kann. Zu wenig Bitterstoffe in der Ernährung, das führt zu Verdauungsproblemen und schwächt den Stoffwechsel.

Die Wirkung der Bitterstoffe auf unsere Verdauung erfolgt sofort in dem Moment, wenn sie unsere Zunge berühren, wo sich Rezeptoren dafür befinden. Die Aufnahme stimuliert den Magen, die Leber, die Gallenblase und die Bauchspeicheldrüse.

Bei so vielen Wohltaten auf den Organismus sollten Bitterstoffe allmählich ihren Schrecken verlieren. Haben Sie daher keine Bedenken, Rucola, Auberginen und Kohlsorten, die häufig in unseren Rezepten vorkommen, zu verarbeiten. Zum einen sind sie gar nicht mehr so bitter wie früher, zum anderen verhelfen sie durch die Aktivierung der Sirtuine zu Fitness und Wohlbefinden.

Scharf

Die Sirtuin-Aktivierung durch scharfe Chilischoten ist weitaus größer als bei ihren milderen Paprika-Verwandten. Capsaicin ist der Zauberstoff, aus dem die Schärfe kommt. Wenn Sie frische Chilischoten verwenden, sollten Sie bitte vorsichtig sein und mit Chilifingern nicht an die Augen oder andere empfindliche Körperstellen kommen. Denn die Schärfe brennt nicht nur auf der Zunge, sie kann auch zu Hautreizungen führen.

Scharf gewürztes Essen fördert das Abnehmen auf zweierlei Weise: Einerseits werden Verdauung und Stoffwechsel beschleunigt, andererseits werden Hunger- und Süßattacken unterdrückt.

Von der Schärfe von Chilischoten können Sie auch profitieren, wenn Sie diese in getrockneter oder gemahlener Form verwenden, zum Beispiel in Cayennepfeffer, Curry und orientalischen Gewürzmischungen. Oder als Paste wie zum Beispiel Harissa oder flüssig als Tabasco.

Wir empfehlen Ihnen, wenn Sie scharfes Essen nicht gewöhnt sind, sich langsam in kleinen Dosen heranzutasten. Es geht keinesfalls darum, einen Wer-kann-schärfer-essen-Wettbewerb zu gewinnen. Auch kleine Mengen Capsaicin können schon große Wirkung entfalten.

Sollte ein Essen mal zu scharf für Sie geraten sein: Wasser hilft nicht beim Löschen. Besser mit Joghurt oder saurer Sahne abmildern, die Sie ins Gericht rühren oder getrennt dazu reichen können.

Süß

Kakao ist morgens, mittags und abends das Leibgetränk der indigenen Bevölkerung der San-Blas-Inselwelt vor Panama, die sich nicht zuletzt deshalb auch auffällig guter Gesundheit erfreut. Denn die Bioflavonoide der Früchte des Kakaobaums (Epicatechin und Catechin) schützen die Blutgefäße und reduzieren das Risiko von Herz-Kreislauf-Erkrankungen. Epicatechin stärkt auch das Gedächtnis und den Insulinstoffwechsel. Diese Flavonoide sind in Trauben, Äpfeln und grünem Tee ebenso vorhanden.

Schwach entöltes Kakaopulver enthält mehr als 500 ml Magnesium/100 g. Als Trinkschokolade zubereitet (mit Sojamilch oder Mandeldrink hergestellt) oder als Zugabe im Smoothie können Sie damit schnell einen großen Teil Ihres Tagesbedarfs decken.

Die Kakaobohne enthält über 500 wertvolle Inhaltsstoffe, unter anderen Catechine mit ihrer antioxidativen Wirkung sowie Flavonoide, die das Gedächtnis stärken und das »gute« HDL-Cholesterin erhöhen sollen. Erhalten bleiben die wertvollen Stoffe, wenn die Bohnen nicht geröstet, sondern sanft, nicht heißer als bei 42 °C fermentiert werden. Unter der Bezeichnung »Kakao in Rohkost-Qualität« finden Sie solchen schonend behandelten Kakao im Handel.

Die gesundheitliche Wirkung reiner **Schokolade** ist so hoch, dass man darauf nicht ganz verzichten sollte. Dunkle Schokolade enthält gleich viel Polyphenole wie grüner Tee und zweimal so viel wie Rotwein. Wenn Sie also Schokolade mit mindestens 70 Prozent Kakaogehalt in kleinen Mengen genießen, brauchen Sie kein schlechtes Gewissen zu haben.

»Schokolade macht schlank« ist eine beliebte Überschrift in Zeitschriften. Der Spruch geht zurück auf eine Untersuchung, die 2012 in San Diego, Kalifornien, durchgeführt wurde. Sie ergab, dass regelmäßige Schokoladenesser schlanker waren als Schokoabstinenzler. Bei genauerer Betrachtung stellte sich allerdings heraus: Der figürliche Unterschied der Probanden war zwar erkennbar, jedoch bescheiden. Dennoch kann es sein, dass Schokolade einen (kleinen) positiven Effekt auf den Stoffwechsel hat.

Datteln sind ein beliebtes Süßungsmittel aus dem Orient. Ihre Inhaltsstoffe, besonders der Aromastoff Cumarin, aktivieren schon in geringen Mengen Ihre Sirtuine. Zudem gelten Datteln als Heilmittel bei Infektionen und Entzündungen aller Art und sie verbessern Stoffwechsel und Verdauung.

Der Heißhunger auf sonstige Süßigkeiten schwindet, wenn Sie eine Dattel langsam kauen. Vier bis fünf Stück pro Tag sollten aber genug sein, da sie recht kalorienreich sind. Achten Sie beim Einkauf auf den Zusatz »natürlich hergestellt«. Es gibt nämlich Industrieprodukte, die kaum etwas von den datteltypischen Polyphenolen enthalten.

Sie können auch ganz einfach selbst einen Dattelsirup herstellen:

Dattelsirup

Für ca. 20 EL • Pro EL: 34 kcal, 0 g E, 0 g F, 8 g KH

**200 g getrocknete, entsteinte und
ungezuckerte (!) Datteln
250 ml Wasser oder frisch
gepresster Orangensaft
1 TL Meersalz oder Vanillemark
(nach Belieben)**

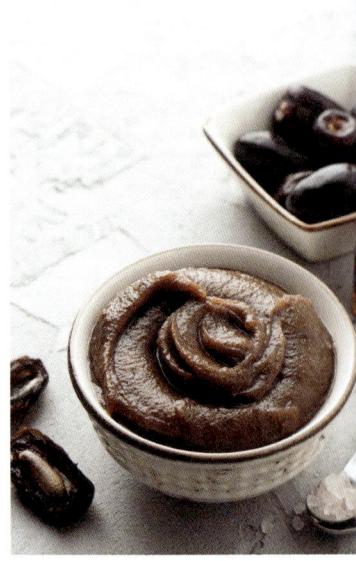

1. Datteln und Wasser oder Orangensaft in einem Mixer oder mit dem Stabmixer in einem hohen Glas so lange pürieren, bis eine sirupartige Creme entstanden ist. Nach Belieben mit Meersalz oder Vanillemark würzen.
2. In ein Schraubglas (ca. 400 ml) füllen. Hält sich fest verschlossen auf jeden Fall 2 Wochen im Kühlschrank.

Dattelsirup eignet sich gut zum Süßen von Müslis und Smoothies, Sie können ihn über Desserts träufeln oder Ihren orientalischen Speisen das gewisse Extra zufügen.

Proteine

Proteinreiche Lebensmittel wie Fisch, Hülsenfrüchte oder die Milchprodukte Quark und Joghurt enthalten ebenfalls Sirtuin-Aktivatoren, da Sirtuine aus Eiweiß-Verbindungen gebaut werden. Ohnehin ist bekannt, dass Proteine beim Abnehmen helfen, denn sie machen lang anhaltend satt!

Wenn Sie keine eiweißhaltigen Lebensmittel zu sich nehmen, baut Ihr Körper das Eiweiß aus Ihren Muskeln ab, um alle proteinabhängigen Zellen und Enzyme herzustellen.

Für unsere sirtaktive Ernährung stehen zwei sogenannte essenzielle Aminosäuren (Teile der Proteine) besonders im Vordergrund: Leucin und Isoleucin. Essenziell heißt hier: Der Organismus kann sie nicht selbst erzeugen, sie müssen mit der Nahrung aufgenommen werden. Und genau diese beiden unterstützen Erhalt und Aufbau der Muskeln. Zugleich regulieren sie den Blutzuckerspiegel und regen die Fettverbrennung an. Das wissen auch Kraftsportler und löffeln neben leucinhaltigen Powerpulvern gern reichlich Quark.

Leucin und Isoleucin finden sich in Erdnüssen, Cashewkernen, Quark, Thunfisch, Lachs, Erbsen, Hähnchenfleisch, Hülsenfrüchten und Walnüssen.

Tofu

Das Produkt aus Sojabohnen steht in Japan für Gesundheit und langes Leben. 35 bis 44 g Eiweiß stecken in 100 g Tofu, darunter auch die essenziellen Aminosäuren Leucin und Isoleucin. (Thunfisch enthält zum Beispiel 29 g Eiweiß, Hähnchenbrust 31 g.) Für Vegetarier und Veganer sind Tofuprodukte 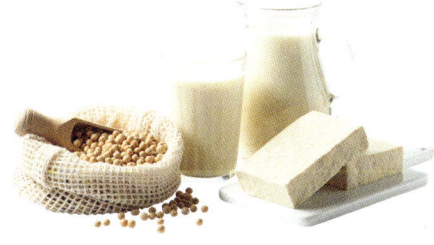 daher DIE Eiweißquelle! Dazu enthalten die Sojaprodukte auch Isoflavone, einen östrogenähnlichen Stoff, was sie zu einem ausgezeichneten Sirtfood macht. Vorsicht ist allerdings bei Schwangeren und Brustkrebs-Patientinnen geboten.

Achten Sie unbedingt auf Sojaprodukte aus regional-biologischem Anbau – mögliche Verunreinigungen im konventionellen Anbau machen einen Großteil der Vorteile nämlich zunichte.

Sojabohnen können Sie als Edamame auch als proteinreichen Snack vor dem Essen naschen.

Fette

Omega-3-Fettsäuren

Omega-3-Fettsäuren sind lebenswichtig und beeinflussen auch die Aktivität der Sirtuine. Sie können vom Körper nicht selbst hergestellt werden und werden unter anderem benötigt, um die Polyphenole besser aufzunehmen. Mehrfach gesättigte und einfach gesättigte Fettsäuren müssen daher auf Ihren Speiseplan. Nüsse und fettreicher Fisch (Thunfisch, Lachs) sind hervorragende Quellen, allerdings nicht ganz unproblematisch wegen der Überfischung und Meeresverschmutzung. Sie können aber auf Super-Öle ausweichen, die reich an diesen Fettsäuren sind.

Leinöl

Es hat einen besonders hohen Anteil an Omega-3-Fettsäuren. Etwa 60 Prozent mehr als fette Meeresfische, deren Verzehr wegen Überfischung und Verschmutzung der Meere immer bedenklicher wird. Leinöl – wie auch Leinsamen – ist ziemlich unschlagbar in seiner gesundheitlichen Wirkung: Vitamine A, B, D, E, dazu Kalzium, Eisen, Magnesium, Phosphor, Kupfer, Natrium, Zink und Jod sind enthalten.

Allerdings ist es sehr empfindlich. Die Inhaltsstoffe gehen beim Erhitzen verloren, und es würde zudem bitter werden. Am besten heben Sie Leinöl im Kühlschrank auf und verbrauchen es nach dem Öffnen rasch, denn es wird leicht ranzig. Zum Glück gibt es Leinöl in 250-ml-Flaschen zu kaufen, da ist die Gefahr, dass es verdirbt, bevor Sie es aufgebraucht haben, geringer.

Leinöl mit seinem nussigen Geschmack können Sie über gedämpftes Gemüse träufeln, es eignet sich für Salatsaucen und macht Ihre grünen Smoothies noch mal gesünder.

Nussöle

Sie glänzen durch ihren hohen Gehalt an Vitamin E und den B-Vitaminen sowie Antioxidantien. Unter den zahlreichen Nussölen ist Walnussöl am sirtuin-aktivsten. Dazu wirkt sich regelmäßiger

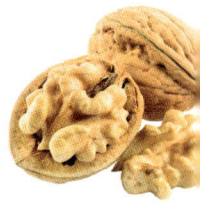

Verzehr von Walnussöl (und von Walnüssen) sehr positiv auf die geistige und körperliche Leistungsfähigkeit aus und soll außerdem die Haut von innen verschönern. Das Öl sollten Sie aber nur in der kalten Küche verwenden!

Kokosöl

Kokosöl hat eine Sonderstellung unter den »gesunden« Ölen, da es – wie Schweineschmalz – zu 90 Prozent aus den verpönten gesättigten Fettsäuren besteht. Gleichzeitig aber handelt es sich um mittelkettige Fettsäuren. Eine davon, Laurin, trägt dazu bei, das »gute« HDL-Cholesterin zu erhöhen. Mittelkettige Fettsäuren werden auch schneller zu Energie verstoffwechselt, sodass sie gar nicht erst in den Depots an Bauch und Po landen. Wie bei so vielem macht es daher die Menge aus: 1 bis 2 EL Kokosöl zum Anbraten von Gemüse sorgen für ein besonderes Aroma und schaden Ihrer Gesundheit nicht!

Im Prinzip gibt es kein »ungesundes« Fett, denn alle Fette, auch die tierischen mit ihren Omega-6-Fettsäuren, sind – wenn auch nur in kleineren Mengen – wichtig, um dem Organismus die Bausteine zu liefern, die ihn gesund erhalten.

Olivenöl

Olivenöl ist aus der mediterranen Küche nicht wegzudenken. Die Studien zur Blauen Zone (Seite 13) führen Gesundheit und Langlebigkeit vieler Menschen auf Kreta und Sardinien unter anderem auf den reichlichen Genuss dieses Öls zurück. Zwar enthält es nur geringe Mengen an Omega-3-Fettsäuren, dafür aber zahlreiche Polyphenole, vor allem das Oleuropein. Zudem wirken Vitamin E und die einfach ungesättigten Fettsäuren der Zellalterung entgegen. Die vielfachen Wirkungen des »flüssigen Goldes« und der mediterranen Ernährung werden schon seit Jahren in zahlreichen Büchern beschrieben.

Verwenden Sie aber unbedingt kalt gepresstes Olivenöl (natives Olivenöl extra) und wenn möglich aus Bio-Herstellung. Billige und gepantschte Öle weisen kaum noch wirksame Bestandteile auf.

Buchweizen

Buchweizen ist nicht – wie der Name vermuten ließe – ein Getreide, sondern mit dem Knöterich verwandt. Er enthält kein Gluten und keine Weizenlektine, die im Ruf stehen, versteckte Entzündungen in der Darmschleimhaut zu verursachen.

Buchweizen ist zudem nährstoffreicher als die üblichen Getreidesorten: Er liefert alle acht essenziellen Aminosäuren und ist daher nicht nur für Vegetarier und Veganer ein Eiweißlieferant par excellence, sondern steht auch ganz oben auf der Sirtfood-Liste.

Das enthaltene Lecithin senkt außerdem den Cholesterinspiegel und gibt der Leber die nötige Kraft, um den Körper zu entgiften. Rutin und Quercetin, zwei Flavonoide wirken entzündungshemmend und zellerneuernd.

Der Wermutstropfen: Buchweizen weist beinahe so viel Kohlenhydrate auf wie Getreide. Kritische Low-Carb-Anhänger werden daher nicht erfreut sein, dennoch: Hin und wieder morgens oder mittags ein bisschen Buchweizen knabbern ist auch für sie gesund und unschädlich.

Buchweizen quillt nach dem Kochen bis zum Abkühlen weiter. Er braucht dann vor der Zubereitung eventuell noch etwas Flüssigkeit, da der Brei recht fest geworden ist.

Die kleinen Kraftpakete schmecken aber auch roh geknabbert recht gut. Wenn Sie wollen, können Sie die Körnchen zuvor ca. 3 Minuten in einer beschichteten Pfanne ohne Fett anrösten.

Wenn Sie Buchweizen häufiger verwenden – sei es als Basis für eine Beilage oder als Porridge zum Frühstück –, lohnt es sich, einige Portionen vorzukochen.

Grundrezept Buchweizen

Ergibt ca. 12 Portionen à 100 g • Pro Portion: 144 kcal, 4 g E, 1 g F, 30 g KH

500 g Buchweizen
1 TL Salz

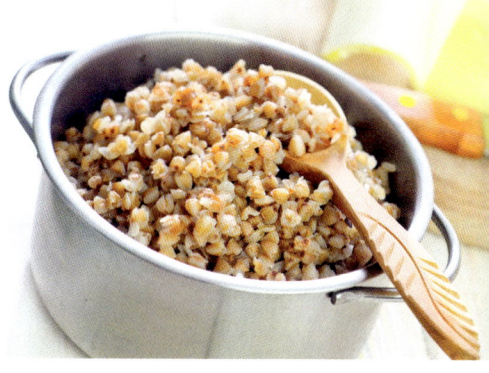

1. Buchweizen in ein Sieb geben, mit heißem Wasser abbrausen und abtropfen lassen. Zusammen mit 1,1 l Wasser und Salz in einen hohen Topf schütten, aufkochen lassen und offen 10 Minuten bei geringer Hitze köcheln lassen.

2. Vom Herd nehmen und 15 Minuten ausdampfen lassen.

3. Den fertigen Buchweizen in Portionen nach Bedarf teilen und 5–7 Tage in gut verschlossenen Behältern im Kühlschrank oder bis zu 6 Monate im Tiefkühler aufbewahren.

Tipp: Nehmen Sie unbedingt einen höheren Topf, denn Buchweizen schäumt beim Kochen, und das Ganze läuft dann leicht über.

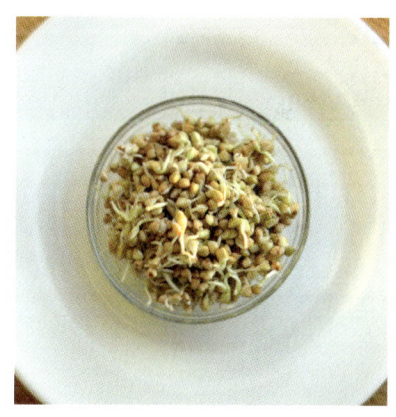

Die volle Ladung der guten Inhaltsstoffe erhalten Sie, wenn Sie Buchweizen keimen lassen und dann die Keimlinge in Müslis oder Salaten verwenden. Es geht mit etwas Geduld ganz einfach: Buchweizen 1 Stunde in einer Schüssel mit lauwarmem Wasser einweichen. Durch ein Sieb abgießen und im Sieb stehen lassen. 2 Tage lang 2–3 Mal täglich mit kaltem Wasser gründlich abbrausen. Bald sehen Sie an den Körnchen einen kleinen schwarzen Punkt, aus dem dann eine Sprosse keimt.

Grüner Tee

Grüner Tee gilt nicht nur als Lebenselixier, ihm wird auch eine thermogene Wirkung nachgesagt. Das heißt, er heizt den Fettdepots ein und kurbelt den Stoffwechsel an. Über 200 sekundäre Pflanzenstoffe sind in ihm nachgewiesen, darunter auch Catechin, welches zu den Sirtuin-aktivierenden Substanzen zählt. Zudem soll grüner Tee die Risiken für Demenz, Krebs, Entzündungen und Herz-Kreislauf-Erkrankungen vermindern. Mehrere Tassen pro Tag sind kein Problem, da er nur ein Viertel des Koffeingehalts von schwarzem Tee aufweist. Grüner Tee enthält außerdem Zink, welches antibakteriell wirkt, und den Gerbstoff Tannin, der unsere Zellen nicht so schnell altern lässt.

Wenn Sie grünen Tee zu Mahlzeiten mit Blattgemüse, Kräutern und Kurkuma trinken, so kommt Ihre Ernährung der von Okinawa, der japanischen »Insel der Hundertjährigen«, sehr nahe.

Matcha

Ursprünglich ein Energie-Booster buddhistischer Mönche, dann der Samurai und schließlich bis heute Bestandteil der japanischen Teezeremonie: pulverisierter grüner Tee. Nur mit Wasser aufgegossen, ist das quietschgrüne Getränke etwas gewöhnungsbedürftig, jedoch absolut en vogue. Matcha Latte kann mit Milch, Sojamilch oder Mandeldrink zubereitet werden – ganz ohne Zeremonie. Wie grüner Tee und seine Zubereitungen stärkt auch Matcha das Immunsystem und ist äußerst sirtaktiv. Das bewirken der grüne Farbstoff und der große Anteil an Antioxidantien, vor allem EGCG (Epigallocatechingallat, siehe Tabelle Aktivatoren, Seite 16).

Matcha Latte können Sie ganz einfach zubereiten: ½ TL Matchapulver mit 50 ml heißem Wasser in eine kleine Schüssel geben und verrühren – stilecht wird das Ganze mit einem Matchabesen zu Schaum geschlagen, geht aber auch ohne. Mischung in ein Glas gießen und mit aufgeschäumter Milch auffüllen.

Ein Rezept für Matcha Latte mit Vanille finden Sie auf Seite 54. Sie können auch ½ TL Matchapulver zur Anreicherung in Ihre grünen Smoothies einrühren.

Matcha bekommen Sie in Teegeschäften, Reformhäusern und Bioläden. Die aufwendige Herstellung macht das Pulver eher kostspielig. Bei billigen Versionen ist allerdings Vorsicht geboten – die wertvollen Inhaltsstoffe könnten fehlen. Nach dem Öffnen der Packung am besten im Kühlschrank aufbewahren.

Rotwein

In einigen Veröffentlichungen werden Rotwein und Schokolade als Dreamteam der Sirtfood-Diät gepriesen. Nun ja, beides ist im Gegensatz zu vielen anderen Diäten erlaubt und wegen der Sirtuin-aktivierenden Inhaltsstoffe auch ausdrücklich erwünscht. Rotwein vor allem wegen seines hohen Gehalts an Resveratrol, ein Sirtuin-Aktivator, der sich in den Schalen roter Weintrauben befindet. Der blaurote Farbstoff scheint derzeit in aller Munde zu sein und ist auch als Nahrungsergänzung am Markt.

Richtig ist, dass der Pflanzenfarbstoff Resveratrol vor Entzündungen schützt, den Alterungsprozess verlangsamt und sich positiv auf den Cholesterinspiegel auswirken kann. Richtig ist aber auch, dass dieser Powerstoff in allen blauroten Pflanzen wie Auberginen, Brombeeren, Heidelbeeren und auch in Erdnüssen reichlich vorhanden ist.

Sie *müssen* also keinen Rotwein trinken, damit Ihre Sirtfood-Diät erfolgreich ist. Bedenken Sie bitte auch, dass der in Rotwein enthaltene Alkohol Ihrer Gesundheit eher schadet als nützt.

WAS BLOCKIERT DIE SIRTUINE?

Natürlich können wir uns nicht zurückbeamen in eine Zeit, in der es noch keine Umweltbelastung, Smog und Abgase gab. In eine Zeit, in der Zigaretten, Alkohol und Fast Food nicht allgegenwärtig waren und Lebensmittel nicht von der Industrie auf schnelle Gewinne getrimmt wurden.

Wir können aber schon etwas dazu tun, um die schädlichen Einflüsse auf unseren Körper zu verringern und unsere Sirtuin-Aktivierung wieder in Gang zu bringen.

Freie Radikale

Freie Radikale sind die schlimmsten Feinde der Sirtuine und damit unseres gesamten Organismus. Es handelt sich dabei um Stoffwechselprodukte, die grundsätzlich zur Immunabwehr dienen. Sie unterstützen beispielsweise die weißen Blutkörperchen bei der Zerstörung von Bakterien und Viren und sind möglicherweise auch aktiv bei der Krebsabwehr.

Schwirren allerdings zu viele dieser freien Radikalen in unserem Organismus umher, werden sie zu Schädlingen, man spricht dann von oxidativem Stress. Das geht – vereinfacht gesagt – so: Der Sauerstoff in den Zellen reagiert mit Wasserstoff-Elektronen. Da Sauerstoff zweiwertig ist (Achtung Chemieunterricht!), verbindet er sich normalerweise mit zwei Wasserstoff-Elektronen. Bleibt aber ein Sauerstoff-»Ärmchen« frei, entsteht ein »freies Radikal«, das danach trachtet, unbedingt eine Verbindung einzugehen, indem es seinem Nachbarn ein Elektron entreißt – und das muss nicht unbedingt Wasserstoff sein. Damit wird eine Kettenreaktion ausgelöst, die unsere Zellen unwiderruflich schädigt.

Und zwar besonders dann, wenn die körpereigenen Antioxidantien[1] die aggressiven freien Radikalen nicht mehr einfangen können.

Hauptursache für die Entgleisung der Sauerstoffreaktion in unseren Zellen sind Rauchen (einmal inhalieren = Milliarden freie Radikale!), übermäßige Sonneneinstrahlung, und chronischer Stress (Dystress).

Umweltbelastung

Schädliche Einflüsse aus unserer Umwelt sind ein weiterer Faktor, der freie Radikale überhandnehmen lässt und damit die Sirtuin-Aktivierung hemmt. Dazu gehören Elektrosmog, Gifte, Chemikalien und Mikroplastik.

Unter den Metallen, von denen einige sehr nützlich sind, wie Zink, Kupfer, Eisen oder Mangan, gibt es auch welche, die unsere Zellen ganz besonders schädigen. Da sie in der Erdkruste vorkommen, waren sie natürlich schon immer da – nehmen aber leider ständig weiter zu durch Abbau und Verwendung in der Nahrungsmittel- und Kosmetikindustrie. Wir müssen sie einatmen, wir nehmen sie über die Haut auf und finden sie in der gesamten Nahrungskette. Sie werden dann hauptsächlich im Fettgewebe, Leber, Nieren und Knochen gespeichert. Wirklich verhindern können wir die Einlagerung von Blei, Quecksilber, Aluminium oder Cadmium nicht – wir können aber ihr Schädigungspotenzial durch die Auswahl unserer Lebensmittel und eine ausgewogene Ernährung vermindern.

Falsche Ernährung

Eine unausgewogene Ernährung ist eine der Hauptursachen, weswegen die Sirtuin-Aktivierung zum Erliegen kommt. Zu viele Kohlenhydrate aus Weißmehlprodukten und Zucker, viele Zusatzstoffe in Fertigprodukten, minderwertige Fette sowie »Totgekochtes«, das heißt Essen, das kaum noch Vitamine

---

1   Antioxidantien schenken den freien Radikalen sozusagen ein Elektron, damit sie Ruhe geben. Dabei werden sie nicht – wie andere Moleküle – selbst zu einem freien Radikal, sondern werden durch nachkommende Antioxidantien wieder aktiviert, um ihr gutes Werk fortzusetzen. Worin diese Antioxidantien enthalten sind, sehen Sie in der Tabelle auf Seite 16.

und Enzyme enthält – all das macht uns krank. Es fehlt dann einfach an den nötigen Baustoffen, um neue Zellen herzustellen, die bestehenden zu versorgen und gegebenenfalls zu reparieren.

Es ist paradox, dass gerade in unseren Breiten, wo das Lebensmittelangebot so groß ist wie noch nie, so viele Menschen nicht ausreichend mit Nährstoffen versorgt sind. Das liegt zum einen sicher daran, dass Fast Food, Konserven und Convenience-Produkte die Herrschaft über unser Essen übernommen haben, zum anderen, dass Obst und Gemüse aus allen Teilen der Welt herangeflogen werden und wegen der langen Transportwege oft unreif geerntet werden müssen. Von der Belastung durch Insektizide und Pestizide wollen wir gar nicht erst anfangen.

Was folgt daraus? Essen Sie regional! Essen sie saisonal! Die sirtaktiven Lebensmittel bekommen Sie größtenteils auf unseren Wochenmärkten und in den Bio-Abteilungen der Supermärkte. Welche das hauptsächlich sind, können Sie der Tabelle auf S. 38 entnehmen.

DAVON SOLLEN SIE VIEL ESSEN

Die im Folgenden empfohlenen Lebensmittel kommen auch in unseren Rezepten vor. Natürlich sind andere Gemüse- und Obstsorten, Fleisch und Fisch ebenso erlaubt – alles, was Sie gerne essen. Denn es gibt bei der Sirtfood-Diät keine Verbote. Sie müssen lediglich darauf achten, dass die Lebensmittel weitgehend natürlich sind und dass bei jeder Mahlzeit möglichst etwas Sirtuin-Aktivierendes dabei ist.

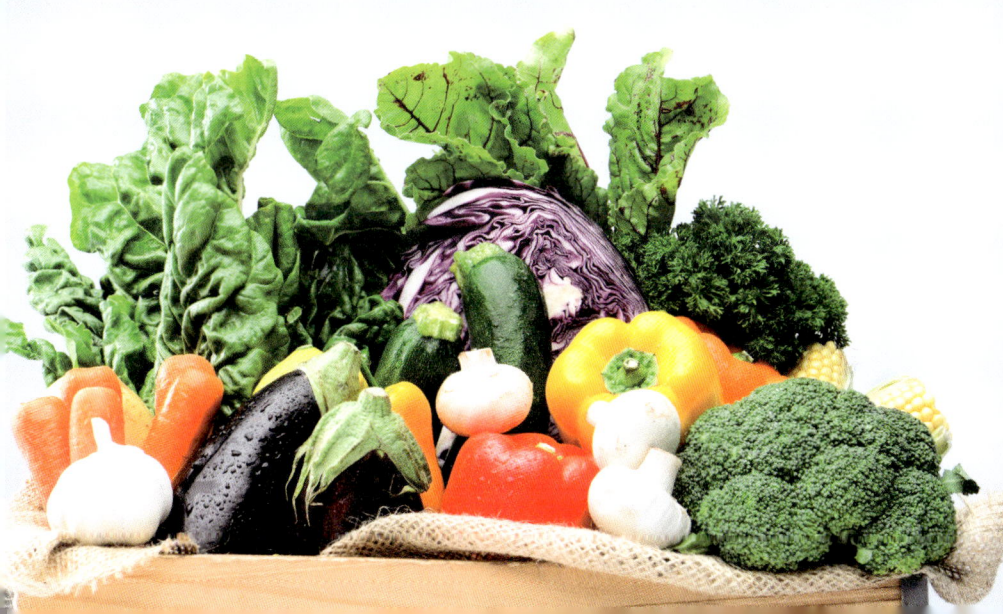

Obst	Gemüse	Sonstige	Getränke	Sirt-Express	Würzen
Äpfel	Artischocken	Buchweizen	Kaffee	Cashewkerne	Chili
Brombeeren	Auberginen	Hülsenfrüchte	Kakao	Datteln	Ingwer
Erdbeeren	Blumenkohl	Quinoa	Matcha	Erdnüsse	Kurkuma
Granatäpfel	Brokkoli	Sojaprodukte	Rotwein	Kapern	schwarzer Pfeffer
Heidelbeeren	Chicorée		Tee (grün, schwarz)	Leinsamen	
Himbeeren	Grünkohl		Traubensaft (rot)	Schokolade (mindestens 70%)	
Pflaumen	Pak Choy			Walnüsse	
Weintrauben (rot)	Rettich				
Zitrusfrüchte	Rucola	**Fett**			**Kräuter**
	Sellerie	Kokosöl			Liebstöckl
	Spargel	Leinöl			Minze
	Tomaten	Nussöle			Petersilie
	Zwiebeln (rot)	Olivenöl			Schnittlauch

HILFREICHE TIPPS

Damit es Ihnen gelingt, ein paar überflüssige Pfunde loszuwerden und Ihre Ernährung ohne größere Veränderungen Sirtuin-aktivierend zu gestalten, möchten wir Ihnen im Folgenden noch ein paar grundsätzliche und nützliche Tipps geben:

– Gegen Durst und Pfunde: Trinken Sie Leitungswasser, Mineralwasser, Tee (grün, schwarz oder weiß) und Kaffee (ohne Milch, das verringert die Sirt-Wirkung!), so viel Sie wollen. Damit füllen Sie den Magen und vermeiden Hungergefühle, außerdem aktivieren Sie mit Tee und Kaffee auch noch Ihre Sirtuine.
– Auf der Einkaufsliste ganz oben sollten folgende Dinge stehen: Kurkuma, frisch und gemahlen, Ingwerwurzeln sowie Buchweizen, ganz, als Mehl, Nudeln oder Flocken. Dazu noch Walnüsse und ein gutes Nussöl sowie getrocknete Datteln.
– Bereiten Sie 1–1 ½ Liter grünen Tee oder Matcha auf Vorrat zu. Gerade im Sommer ergibt sich daraus mit frisch gepresstem Zitronensaft (sirty!) eine tolle Erfrischung.
– Intervallfasten light hilft, Ihre Fettreserven schneller abzubauen: Halten Sie fünf Stunden Pause zwischen den Mahlzeiten ein, nach Belieben auch mehr. Das bedeutet: Weg mit all den Snacks! Die Rezepte in diesem Buch sind so bemessen, dass Sie es leicht bis zur nächsten Mahlzeit aushalten, ohne hungern zu müssen.
– Ein bisschen Bewegung sollte natürlich schon sein. Mindesten 30 Minuten täglich in moderater Gangart können Sie gut in den Alltag einbauen. Besser noch wären die von der Weltgesundheitsorganisation empfohlenen 10 000 Schritte täglich, an die Sie sich langsam herangehen können. Hilfreich hierfür ist ein Schrittzähler.

- »Sirtifizieren« Sie Ihre Alltagsküche:
  + Für so gut wie alle Rezepte können Sie statt weißer rote Zwiebeln verwenden. Auch Schalotten gibt es in Rot!
  + ½–1 TL gemahlene Kurkuma passt nahezu in jedes Essen. Oder wenigstens eine Messerspitze! Stellen Sie das Kurkuma-Döschen an einen Platz in der Küche, wo Sie es nicht übersehen können!
  + Machen Sie Salate immer mit Leinöl oder Nussölen an – das sind ausgezeichnete Sirtuin-Aktivatoren!
  + Bestreuen Sie Ihre Salate und auch andere Gerichte mit Walnüssen oder Cashewkernen, aber auch anderen Nüssen und Samen – alle wirken Sirtuin-aktivierend.
  + Damit die Sirtuin-fördernden Eigenschaften dunkler Schokolade nicht zu kurz kommen: fein raspeln und auf etwas Obst streuen.

DAS UMSETZEN IN DER PRAXIS

2-Wochen-Plan für die Sirtfood-Diät

Wir haben hier für Sie Anregungen zusammengestellt, wie Sie Ihre Ernährung mit Sirtfood am besten beginnen, fortsetzen und dauerhaft in Ihren Alltag integrieren können.

Sie starten mit drei Powertagen, die Sie auch mal zwischendurch zum Abnehmen von 2 bis 3 Pfund nutzen können. Dabei nehmen Sie zwei Mahlzeiten zu sich mit insgesamt ca. 1000 kcal und genießen anstelle einer dritten Mahlzeit die leckere Sirt-Limo (Seite 49).

Richtig »sirty« wird es dann an den folgenden vier Aktivierungstagen, an denen dreimal täglich Gemüse gegessen wird mit insgesamt etwa 1500 kcal.

In der zweiten Woche gibt es ebenfalls drei Mahlzeiten täglich mit insgesamt ca. 1800 kcal. Sie können sich dabei an unsere Vorschläge halten, können aber auch nach Belieben andere Rezepte aus diesem Buch wählen. Natürlich ist gegen Ihre eigenen Rezepte ebenfalls nichts einzuwenden, wenn sie nur aus genügend sirtaktiven Zutaten bestehen. Wie Sie Ihre Rezepte problemlos noch etwas -»aufwerten« können, haben Sie bereits auf Seite 40 erfahren.

Nach diesen beiden Wochen wissen Sie dann, wie einfach und schmackhaft diese Ernährungsweise ist, und Sie werden auch festgestellt haben, dass Sie die meisten sirtaktiven Nahrungsmittel ohnehin schon oft gegessen haben – nur jetzt eben verstärkter und bewusster.

Ihre erste Woche: Einstieg und Aktivierung

	morgens	mittags	abends	zusätzlich zu den Mahlzeiten	
1. Tag	Sirt-Limo	3 Stück Buchweizen-Pancakes mit Spinat	Putencurry mit Apfel in Kokossauce	20 g dunkle Schokolade, 15 g Walnusskerne	1045 kcal
2. Tag	Sirt-Limo	Hüttenkä-se-Auflauf mit Heidelbeeren	Spinatsalat mit Brokkoli und Roter Bete	1 Vollkornbrötchen, 25 g Walnusskerne	1026 kcal
3. Tag	Sirt-Limo	Frittata mit Brokkoli und Möhren	Paprika-Grillsalat mit Oliven und Kapern	1 Vollkornbrötchen, 20 g dunkle Schokolade, 15 g Walnusskerne	1034 kcal
4. Tag	Schokodrink mit Trockenobst	3 Stück Buchweizen-Pancakes mit Spinat	Schellfisch mit Tomaten-würfeln	20 g eingelegter Ingwer, Avocado-Schoko-Creme, 20 g Walnusskerne	1512 kcal
5. Tag	Buchweizen-Porridge mit Apfel und Nüssen	Paprika-Grillsalat mit Oliven und Kapern	Gebackene Auberginen mit Granat-apfelkernen	1 Vollkornbrötchen, 20 g Walnusskerne, 20 g dunkle Scho-kolade	1504 kcal
6. Tag	Omelette mit grünem Gemüse	Rotkohlsalat mit Pinien-kernen	Süßkartoffeln mit Grünkohl-chips	Grünkohl-Erd-beer-Smoothie, 20 g dunkle Schokolade	1496 kcal
7. Tag	Buchweizen-Porridge mit Apfel und Nüssen	Omelette mit grünem Ge-müse (kalt)	Gebackene Brokkoli-Bällchen	25 g Walnusskerne, 20 g dunkle Schokolade	1506 kcal

Ihre zweite Woche: Stabilisierung

	morgens	mittags	abends	zusätzlich zu den Mahlzeiten	
1. Tag	Golden Milk + 2 Buchweizen-Pancakes mit Spinat	Linsendal mit Spinat	Buchweizen-Spaghetti mit Lachs	Sirt-Limo, 25 g Walnusskerne, 20 g dunkle Schokolade	1804 kcal
2. Tag	Beerenobst-Smoothie + 2 Buchweizen-Pancakes mit Spinat	Paprika-Grillsalat mit Oliven und Kapern	Hähnchen mit Grünkohl und Süßkartoffeln	Sirt-Limo, 1 Vollkornbrötchen, 25 g Walnusskerne, 20 g dunkle Schokolade	1773 kcal
3. Tag	Chili-Kakao + Buchweizen-Overnights mit Leinsamen und Beeren	Linsendal mit Spinat	Tofu-Curry mit Gemüse	Sirt-Limo, Blumenkohl-»Reis«, 15 g Walnusskerne, 20 g dunkle Schokolade	1811 kcal
4. Tag	Matcha Latte mit Vanille + Quinoa-Porridge mit Kakao und Leinsamen	Grapefruit-Fenchel-Salat mit Nüssen	Hähnchen mit Grünkohl und Süßkartoffeln	Sirt-Limo, 1 Vollkornbrötchen, 15 g Walnusskerne, 20 g dunkle Schokolade, Musiges Apfelkompott mit Ingwer	1819 kcal
5. Tag	Chili-Kakao + Hüttenkäse-Auflauf mit Heidelbeeren	Spinatsalat mit Brokkoli und Roter Bete	Tofu-Curry mit Gemüse	Sirt-Limo, 1 Vollkornbrötchen, 20 g dunkle Schokolade, 20 g Walnusskerne	1799 kcal
6. Tag	Spinat-Apfel-Smoothie + 2 Buchweizen-Pancakes mit Spinat	Rotkohlsalat mit Pinienkernen	Gebratener Lachs mit Zitronenspinat	Sirt-Limo, restl. Spinat-Apfel-Smoothie, 1 Vollkornbrötchen, 20 g dunkle Schokolade, 10 g Walnusskerne	1797 kcal
7. Tag	Golden Milk + Frittata mit Brokkoli und Möhren	Erdbeersalat mit Rucola und Ziegenkäse	Galette mit Zucchini und Erbsen	Sirt-Limo, 1 Vollkornbrötchen, 20 g dunkle Schokolade, 20 g Walnusskerne	1785 kcal

Eine Woche Intervallfasten mit Sirtfood

Gerne wird – da Fasten ein Teil der genetischen Programmierung unseres Körpers ist – Sirtfood auch in das Konzept des Intervallfastens eingebaut. Denn dadurch lernt Ihr Stoffwechsel noch schneller, von den Reserven zu leben, im Klartext: die Fettpölsterchen abzubauen. Die beliebteste Art des Intervallfastens ist dabei die sogenannte 16:8-Methode.

Dabei wird 16 Stunden gefastet, und Sie können in den verbleibenden 8 Stunden zwei Mahlzeiten zu sich nehmen. Wenn Ihnen das schwierig erscheint (obwohl man meist einen Großteil der 16 Stunden ohnehin schläft), können Sie sich langsam herantasten, moderat mit 12:12 beginnen und sich nach und nach auf die 16 Stunden steigern. Und wenn es zeitlich mal einfach nicht passt: 14 Stunden sind auch okay. Wichtig ist nur, dass Sie während dieser Fastenstunden wirklich nichts essen oder trinken, das Kalorien oder gar Kohlenhydrate enthält.

	1. Mahlzeit	2. Mahlzeit	zusätzlich zu den Mahlzeiten	
1. Tag	Gebackene Brokkoli-Bällchen	Süßkartoffeln mit Grünkohlchips	Sirt-Limo, Avocado-Schoko-Creme	1534 kcal
2. Tag	Buchweizen-Bulgur mit Lachs und grünem Gemüse	4 Stück Buchweizen-Pancakes mit Spinat + Musiges Apfelkompott mit Ingwer	Matcha Latte mit Vanille, 20 g Walnusskerne	1564 kcal
3. Tag	Rucola-Avocado-Salat	Schellfisch mit Tomatenwürfeln	Sirt-Limo, 1 Vollkornbrötchen, Avocado-Schoko-Creme, 20 g Walnusskerne	1502 kcal
4. Tag	Quinoa-Porridge mit Kakao und Leinsamen	4 Stück Buchweizen-Pancakes mit Spinat	Matcha Latte mit Vanille, Spinat-Apfel-Smoothie, 30 g Walnusskerne, 20 g dunkle Schokolade	1524 kcal
5. Tag	Putencurry mit Apfel in Kokossauce + Blumenkohl-»Reis«	Süßkartoffeln mit Grünkohlchips	Sirt-Limo, Avocado-Schoko-Creme, 10 g Walnusskerne	1521 kcal
6. Tag	Gebratene Hähnchenbrust mit Asia-Gemüse	Gebackene Auberginen mit Granatapfelkernen	Sirt-Limo, Matcha Latte mit Vanille, 20 g dunkle Schokolade, 20 g Walnusskerne	1516 kcal
7. Tag	Buchweizen-Spaghetti mit Lachs	Putencurry mit Apfel in Kokossauce	Sirt-Limo, 1 Vollkornbrötchen, 20 g Walnusskerne, 20 g dunkle Schokolade	1529 kcal

Der Sirtuin-Turbo-Tag

Wenn Sie einen Entsafter haben, können Sie an einem Tag den Sirtuin-Turbo starten: Trinken Sie dazu dreimal täglich 200 ml Saft aus grünem Gemüse wie Spinat, Mangold, Grünkohl, Gurke – was immer der Markt hergibt – unverdünnt und ungesüßt (!) in kleinen Schlucken. Dazu gibt es eine (!) Mahlzeit auf Gemüsebasis, die Sie mit einer Rippe dunkler Schokolade abschließen dürfen.

Ein solcher Turbo-Tag ist wunderbar geeignet zum Beispiel nach besonderen Schlemmereien. Sie können damit auch ein bis drei Tage hintereinander ein Bikini-Notfall-Programm durchführen.

Wenn Sie wollen, können Sie Ihre Sirtfood-Diät statt mit den Powertagen mit ein bis drei Turbo-Tagen beginnen. Ihre Sirtuine werden so noch schneller aktiviert, und Sie nehmen schneller ab, da Sie nur eine Mahlzeit täglich essen.

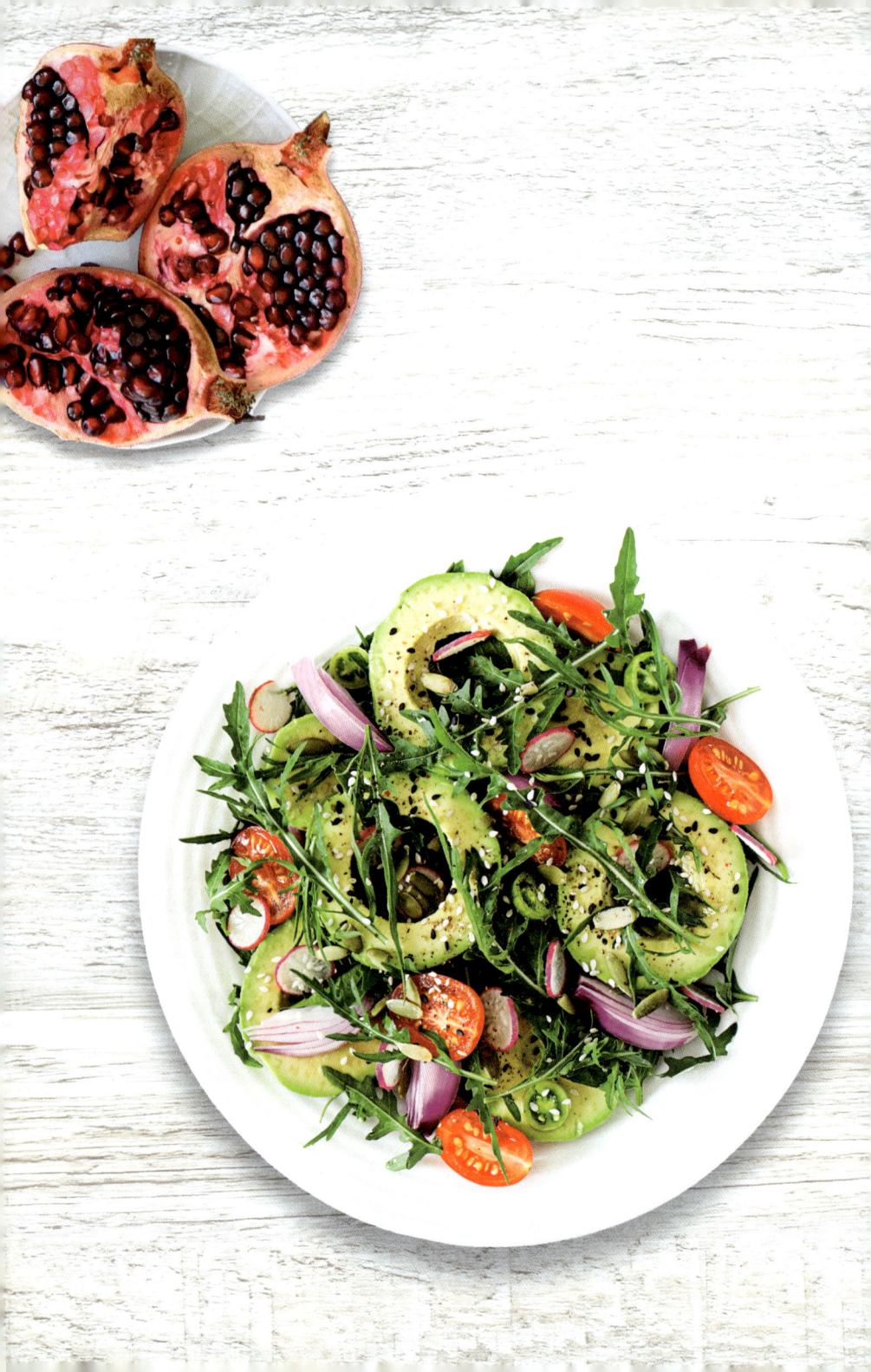

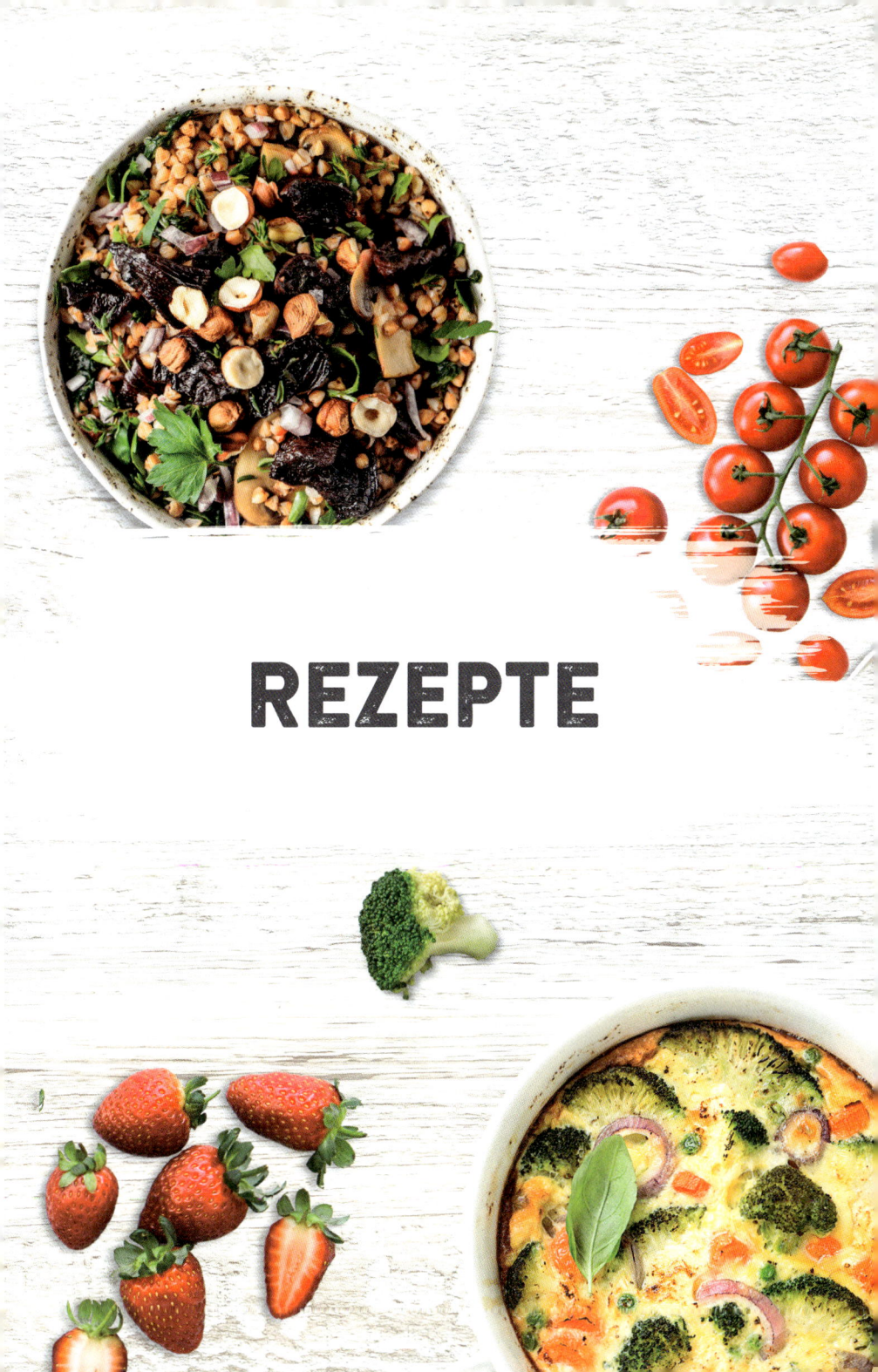

REZEPTE

SÄFTE UND SMOOTHIES

Hier finden Sie für den Start in den Tag Sirtuin-Aktivatoren in Hülle und Fülle. Besonders sirtaktiv sind die grünen Smoothies. Es gibt auch die Möglichkeit, die Vorteile der grünen Drinks mithilfe eines Entsafters zu verstärken. So sollen die Inhaltsstoffe leichter aufgenommen werden. Wir hingegen meinen: Auch die Ballaststoffe haben ihre Berechtigung und haben uns daher für Smoothie-Rezepte entschieden. Natürlich bleibt es Ihnen überlassen (gerade, wenn Sie einen Entsafter besitzen), die angeführten Zutaten zu einem Saft zu verarbeiten. Mit einem Smoothie können Sie ein herkömmliches Frühstück ersetzen oder ihn in kleinen Schlucken zu einem Vollkornbrötchen trinken.

Mit der Golden Milk und Sirt-Limo haben Sie zwei Getränke-Rezepte zur Hand, die Sie auch auf Vorrat zubereiten können. Beide sind stark sirtaktiv und können wegen ihres niedrigen Kaloriengehalts ab dem 4. Tag Ihrer Sirtfood-Diät öfter vor, zu oder nach den Mahlzeiten getrunken werden.

Sirt-Limo

Für ca. 1 Liter • Pro Portion (200 ml): 22 kcal, 3 g E, 2 g F, 4 g KH

1 daumengroßes Stück Ingwer
1 Stück (5 cm) Kurkuma
1 Prise schwarzer Pfeffer
1 Orange

1. Ingwer und Kurkuma schälen und in dünne Scheiben schneiden. 1 l Wasser in einem Topf aufkochen lassen, Ingwer, Kurkuma und Pfeffer hineingeben und zugedeckt 20 Minuten bei geringer Hitze ziehen lassen.

2. Die Orange auspressen.

3. Die Ingwer- und Kurkumastücke aus dem Wasser fischen und mit dem Orangensaft im Mixer oder Smoothiemaker in 30–40 Sekunden cremig mixen.

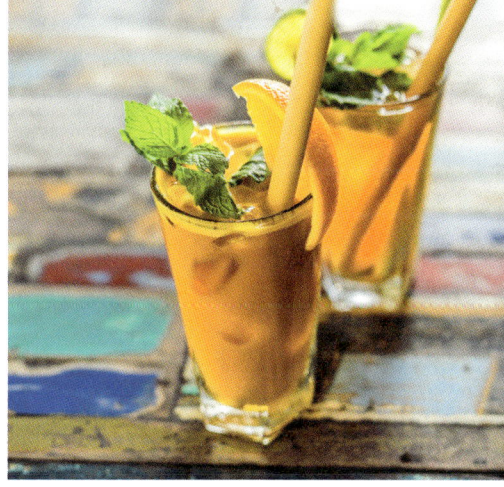

4. Das Püree wieder ins heiße Wasser geben, verrühren und die Mischung gleich heiß trinken. Oder in einen Krug oder Flasche umfüllen, abkühlen lassen und im Kühlschrank aufbewahren. Nach Belieben mit oder ohne Eiswürfel als Limonade trinken. Hält sich ungefähr 1 Woche.

Tipp: Die Limo kann auch mit Zitrone, Grapefruit oder einem Zitrusfrüchte-Gemisch hergestellt werden. Zusätzlich passen Gewürze wie Koriander, Zimt oder Chili als Sirtuin-Aktivatoren.

Golden Milk

Für 2 Portionen • Pro Portion: 71 kcal, 1 g E, 6 g F, 5 g KH

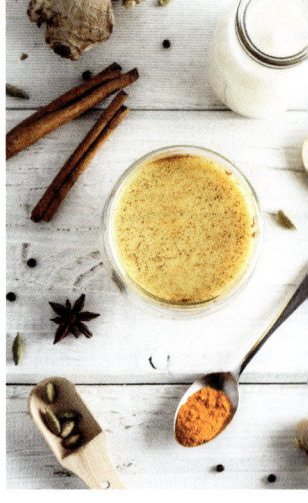

1 walnussgroßes Stück Ingwer oder Galgant

1 Kardamomkapsel (nach Belieben)

500 ml Mandeldrink oder Sojamilch (ungesüßt)

1 Prise schwarzer Pfeffer

1 TL Oliven- oder Leinöl

¼ TL gemahlene Kurkuma

½ Stange Zimt oder 1 Sternanis

2 TL Dattelsirup (Bioladen oder Seite 26)
oder Honig

1. Ingwer schälen und fein reiben. Kardamomkapsel öffnen und die Samen mit der flachen Seite eines Messers zerdrücken.

2. Mandeldrink mit Pfeffer, Öl, Ingwer, Kardamom, Kurkuma und Zimt in einem kleinen Topf aufkochen lassen und anschließend bei kleiner Hitze 3 Minuten sanft weiterköcheln lassen.

3. Etwas abkühlen lassen und den Dattelsirup einrühren. Durch ein Sieb in Gläser gießen und in kleinen Schlucken genießen.

Tipp: Wenn es mal schnell gehen soll – es gibt die Gewürzmischung Golden Milk oder Goldene Milch fix und fertig zu kaufen. Einfach Milch erhitzen, Mischung einrühren – fertig!
Lesen Sie bitte die Angaben zu den Inhaltsstoffen: Vielleicht müssen Sie noch 1 Prise Pfeffer und etwas Öl dazugeben, um die volle Sirtuin-Kraft zu erreichen.

Info: Der Große Galgant, der milde Bruder des Ingwer, hat weißes Fruchtfleisch und ein frisches, leicht pfeffriges Aroma. Kleiner Galgant mit orangerotem Fruchtfleisch ist sehr scharf. Beide stammen von den tropischen Ländern Südostasiens.

Beerenobst-Smoothie

Für 2 Portionen à ca. 250 ml • Pro Portion: 241 kcal, 6 g E, 14 g F, 19 g KH

> **250 g Beeren nach Belieben**
> **30 g Walnusskerne**
> **400 ml Mandeldrink (ungesüßt)**
> **2 TL Chiasamen**

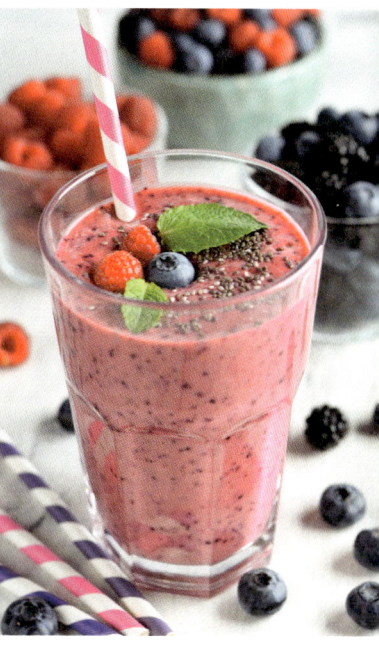

1. Beeren behutsam waschen, verlesen und evtl. entstielen.

2. Walnusskerne und 200 ml Mandeldrink in den Mixer oder Smoothiemaker geben und mixen, bis die Walnusskerne zerkleinert sind.

3. Beeren und den restlichen Mandeldrink dazugeben und alles zu einem cremigen Drink mixen. In 2 Gläser füllen und mit Chiasamen bestreut servieren.

Tipp: Nach Belieben können Sie in Ihrem Beerensmoothie noch 3–4 Blätter frische Minze oder Zitronenmelisse mitmixen. In 250-ml-Fläschchen abgefüllt können Sie den Trinkgenuss auch gut zum Lunch oder Picknick mitnehmen.

Info: Chiasamen sind – wie alle anderen Samen auch – Wunderperlen zur Sirtuin-Aktivierung! Das Superfood enthält hochwertige Proteine und wertvolle Omega-3-Fettsäuren. Die unscheinbaren dunklen oder hellen Kügelchen galten schon bei den Maya als Heilmittel. Die Samen dieser Salbei-Pflanze weisen außerdem viel Kalzium, Eisen, Zink, Magnesium und Selen auf. In Flüssigkeit quellen sie zu einer Art Gelee auf und sind daher eine gesunde Alternative zu Gelierzucker. Die Samen passen aber auch gut auf einen Salat, in Puddings oder Nuss-Müslis. Wenn Sie viel Wasser dazu trinken, dann quellen sie im Magen-Darm-Trakt auf und machen lange satt.

Mangold-Orangen-Smoothie

Für 2 Portionen • Pro Portion: 64 kcal, 4 g E, 1 g F, 10 g KH

200 g Mangold
2 Orangen
1 walnussgroßes Stück Ingwer
¼ TL gemahlene Kurkuma
1 Prise schwarzer Pfeffer
200 ml stilles Wasser

1. Die Blätter von einer Mangoldstaude abtrennen, waschen und trocken schütteln. Wenn bei äußeren Blättern der Stiel sehr hart ist, dann keilförmig heraustrennen. Die Orangen auspressen. Den Ingwer schälen und klein schneiden.

2. Alle Zutaten mit dem Mixer oder Smoothiemaker cremig pürieren und nach Belieben mit etwas mehr kaltem Wasser verdünnen.

Tipp: Diesen Smoothie können Sie zur noch besseren Sirtuin-Aktivierung auch mit Grünkohl zubereiten. Chinakohl oder Chicorée macht sich auch gut zum Orangensaft.

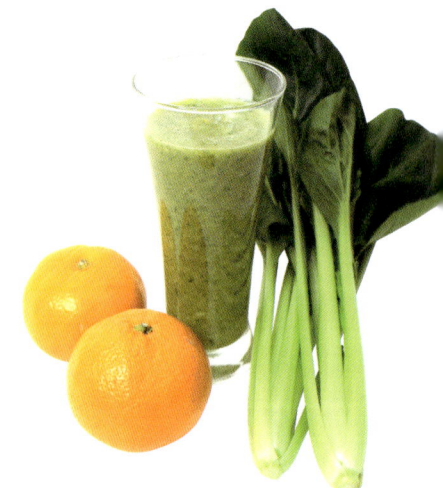

Chili-Kakao

Für 4 Portionen • Pro Portion: 138 kcal, 1 g E, 6 g F, 5 g KH

½ rote Chilischote
1 walnussgroßes Stück Ingwer
600 ml Sojamilch oder Mandeldrink
   (ungesüßt)
1 Prise Salz
50 g dunkle Schokolade
   (mindestens 70 % Kakaoanteil)
1 EL Kakaopulver (Rohkostqualität)

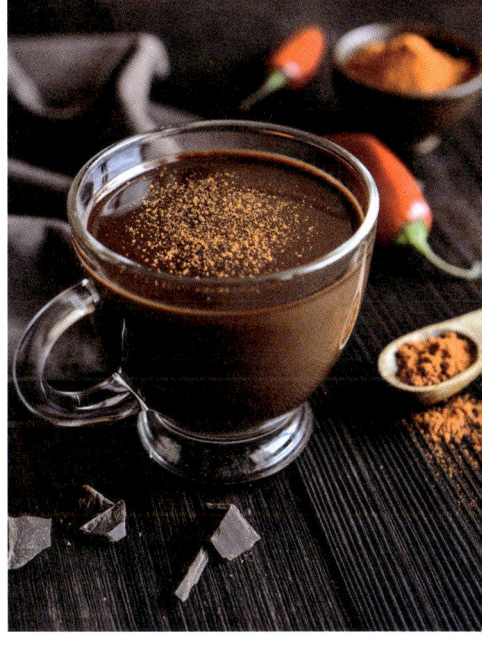

1. Chili waschen, längs halbieren, Trennhäute und Kerne entfernen und das Fruchtfleisch hacken. Ingwer schälen und fein hacken.

2. Sojamilch mit Salz, Chili und Ingwer in einem Topf langsam aufkochen und bei milder Hitze 5 Minuten köcheln lassen. Durch ein Sieb in einen zweiten Topf abgießen.

3. Die Schokolade hacken und mit dem Kakaopulver mit dem Schneebesen in die Milch einrühren. Mischung aufkochen lassen und mit dem Schneebesen oder Stabmixer schaumig schlagen. Gleich servieren oder erkalten lassen und im Kühlschrank aufbewahren – schmeckt auch gut gekühlt.

Tipp: Chili-Kakao können Sie getrost auf Vorrat zubereiten, er hält sich 2–3 Tage im Kühlschrank. Sie können ihn auch aufwärmen (nicht kochen lassen!) und – wenn Sie wollen – täglich zum Frühstück genießen.

Matcha Latte mit Vanille

Für 1 Portion:
132 kcal, 3 g E, 4 g F, 5 g KH (Kuhmilch)
100 kcal, 8 g E, 5 g F, 2 g KH (Sojamilch)
2 kcal, 2 g E, 7 g F, 1 g KH (Mandeldrink)

½ TL Matchapulver
200 ml Milch, Sojamilch oder
Mandeldrink (ungesüßt)
1 Prise gemahlene Vanille

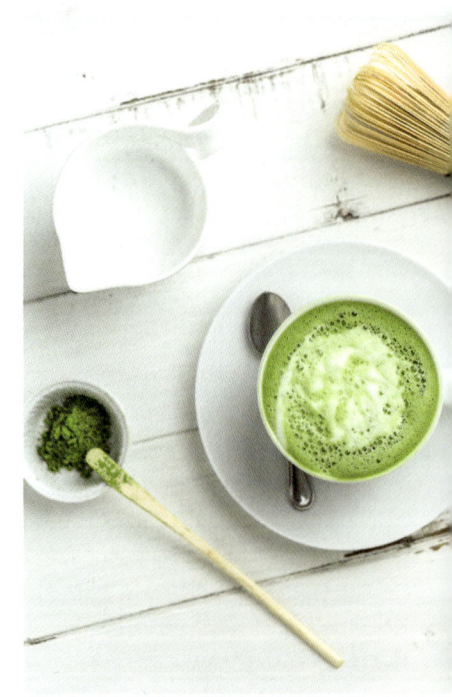

1. Matchapulver in eine Tasse geben und mit 50 ml heißem Wasser aufgießen. Mit einem kleinen Schnee- oder Matchabesen verrühren, bis keine Klumpen mehr vorhanden sind.

2. Milch in einem Topf mit der Vanille erhitzen, schaumig schlagen und in die Matcha-Mischung einrühren.

Spinat-Apfel-Smoothie

Für 2 Portionen • Pro Portion: 153 kcal, 3 g E, 4 g F, 29 g KH

50 g frischer Spinat
1 grüner Apfel
15 g Cashewkerne
1–2 Msp. gemahlene Kurkuma
schwarzer Pfeffer
1 EL Honig

1. Spinat waschen und gut abtropfen lassen. Den Apfel heiß waschen, vierteln, das Kerngehäuse entfernen und das Fruchtfleisch grob würfeln.

2. Spinat hacken, mit den übrigen Zutaten sowie 300 ml Wasser in einen Mixer oder Smoothiemaker geben. 30 Sekunden mixen und nach Belieben mit etwas mehr Wasser verdünnen.

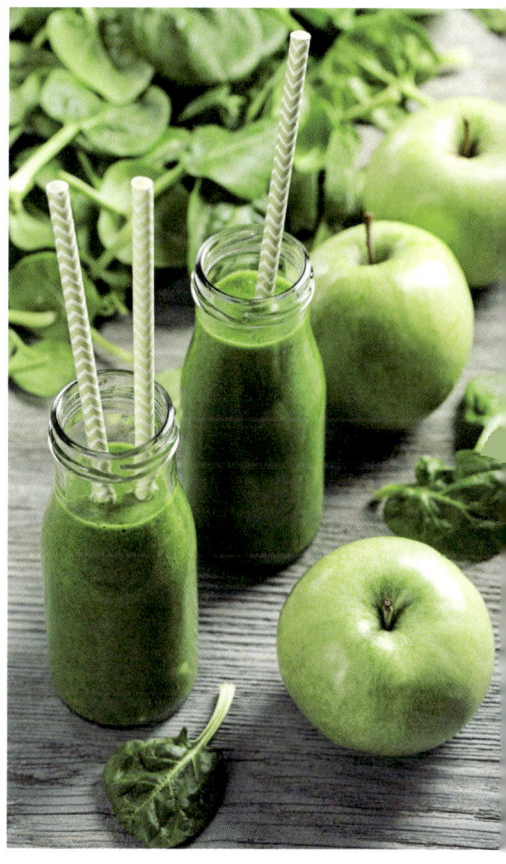

Tipp: Besonders sirty wird der grüne Smoothie, wenn Sie ½ TL Matchapulver hinzufügen oder ihn statt mit Wasser mit kaltem grünen Tee zubereiten.
Reste des Smoothies – und auch der anderen grünen Smoothies – können Sie einen Tag im Kühlschrank aufbewahren und vor dem Trinken noch mal aufmixen.

Sellerie-Gurken-Smoothie mit Petersilie

Für 2 Portionen • Pro Portion: 88 kcal, 2 g E, 3 g F, 15 g KH

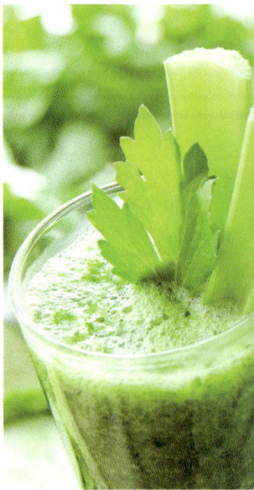

150 g Salatgurke

1–2 Stangen Staudensellerie (ca. 150 g) + 1 Stange mit Blättern zum Garnieren

2 Stängel glatte Petersilie

1 Grapefruit

1 Msp. gemahlene Kurkuma

1 Prise schwarzer Pfeffer

1 TL Lein- oder Nussöl

200 ml stilles Wasser

1. Die Gurke waschen und mit Schale und Kernen grob hacken. Staudensellerie waschen oder schälen und 1–2 Stangen mit dem Grün in Stücke hacken. Die restliche Stange halbieren und für später aufheben. Petersilie waschen und die Blätter von den Stängeln zupfen. Die Grapefruit auspressen.

2. Alle Zutaten (außer der halbierten Selleriestange) in einen Mixer oder Smoothiemaker geben und in 1–2 Minuten cremig mixen. Nach Belieben mit etwas mehr Wasser verdünnen. Auf 2 Gläser verteilen und mit den restlichen Selleriestücken garnieren.

Tipp: Wenn Ihnen dieser oder andere grüne Smoothies doch zu herb sind, können Sie das Ganze mit 1–2 EL Dattelsirup süßen (siehe Seite 26) oder einfach 2 entsteinte Datteln mitmixen.

Auch wenn Sie die Smoothies für sich allein zubereiten, sollten Sie 2 Portionen mixen. 1 Portion können Sie 1–2 Tage im Kühlschrank aufbewahren und verdünnt zu den Mahlzeiten trinken.

Grünkohl-Erdbeer-Smoothie

Für 2 Portionen • Pro Portion: 102 kcal, 2g E, 3g F, 16g KH

60g Grünkohl
 (2 Blätter oder 3–4 »Würfel« TK-Grünkohl)
150g Erdbeeren oder Himbeeren
1 walnussgroßes Stück Ingwer
200ml Orangensaft
1 TL Leinöl oder Walnussöl
¼ TL gemahlene Kurkuma
1 Prise schwarzer Pfeffer
2 entsteinte Datteln (nach Belieben)

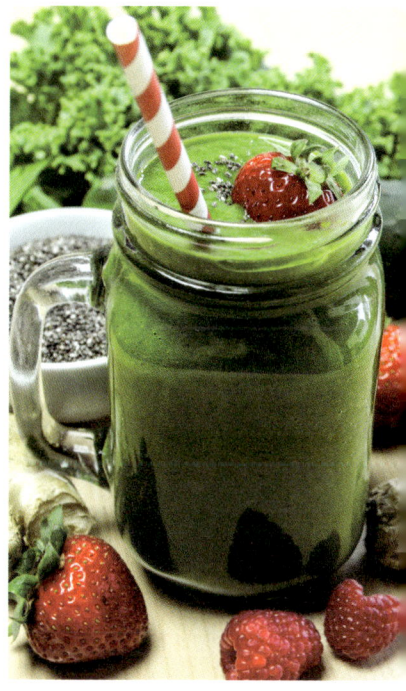

1. Die Grünkohlblätter unter fließendem Wasser waschen und jeweils die harte Rippe herausschneiden. Das Grün in Streifen schneiden.
2. Die Erdbeeren waschen und entstielen. Den Ingwer schälen und klein würfeln.
3. Alle Zutaten zusammen mit 100ml Wasser im Mixer oder Smoothiemaker 1–2 Minuten sehr fein pürieren. In 2 Gläser füllen und nach Belieben noch mit etwas Wasser verdünnen.

Tipp: Wenn Sie 2 Eiswürfel mitmixen, wird Ihr Smoothie cremiger. Den gleichen Effekt erzielen Sie, wenn Sie tiefgekühlten Grünkohl verwenden, der in praktischen Würfeln eingefroren ist.

Limetten-Chicorée-Smoothie mit Basilikum

Für 2 Portionen • Pro Portion: 68 kcal, 2 g E, 5 g F, 4 g KH

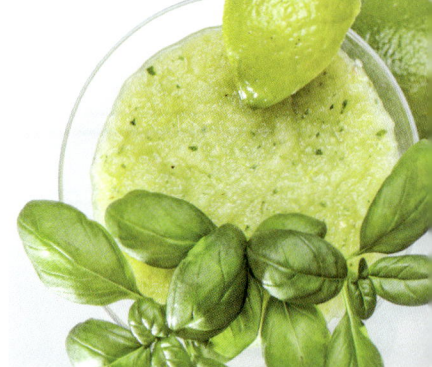

1 Chicorée (ca. 200 g)
15–20 Blätter Basilikum
1 Limette oder Zitrone
300 ml Ziegen-, Sojamilch oder
   Mandeldrink (ungesüßt)
1 TL Leinöl oder Walnussöl
1 Msp. gemahlene Kurkuma
je 1 Prise Salz und schwarzer Pfeffer
stilles Wasser (nach Belieben)

1. Den Chicorée waschen, halbieren, den harten Strunk herausschneiden und klein würfeln. Die Blätter grob hacken. Die Basilikumblätter waschen und mit Küchenpapier trocken tupfen. Die Limette oder Zitrone auspressen.
2. Alle Zutaten im Mixer oder Smoothiemaker cremig mixen und nach Belieben mit etwas Wasser verdünnen.

Tipp: Normalerweise entfernt man beim Chicorée den Strunk, da dort die meisten Bitterstoffe sitzen (wenn sie nicht ohnehin schon weggezüchtet wurden) –, die sind jetzt beim Sirtfood gerade erwünscht. Chicorée wirkt durch seine Bitterstoffe besonders gut beim Entgiften. Das gilt auch für Radicchio, mit dem Sie diesen Smoothie ebenfalls zubereiten können.

Grapefruit-Granatapfel-Smoothie

Für 2 Portionen • Pro Portion: 115 kcal, 2 g E, 1 g F, 27 g KH

---

100 g Granatapfelkerne

1 walnussgroßes Stück Ingwer

2 rote Grapefruits

1–2 TL Honig oder Holunderblütensirup

(nach Belieben)

---

1. Die Granatapfelkerne aus der Schale lösen. Dazu 1 Granatapfel quer halbieren und mit der Schnittfläche nach unten über eine tiefe Schüssel halten. Zuerst mit der schmalen Seite eines Kochlöffels rundherum abklopfen, dann mit der flachen Seite. Die Kerne fallen dann einfach in die Schüssel.

2. Ingwer schälen und klein hacken. Die Grapefruits auspressen (ca. 250 ml Saft).

3. Alle Zutaten in ein hohes Gefäß geben und mit dem Stabmixer cremig aufmixen. Nach Belieben mit etwas Honig oder Sirup süßen.

Tipp: An heißen Sommertagen können Sie auch noch 2–3 Eiswürfel mitmixen – das macht den Smoothie cremiger und noch erfrischender.

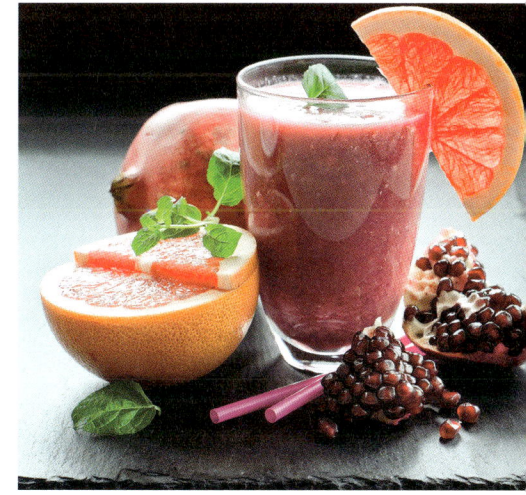

Trauben-Smoothie mit Vanille

Für 2 Portionen • Pro Portion: 110 kcal, 1 g E, 1 g F, 26 g KH

300 g dunkle Trauben
1 Limette
1 Vanilleschote
stilles Wasser und Eiswürfel
   (nach Belieben)

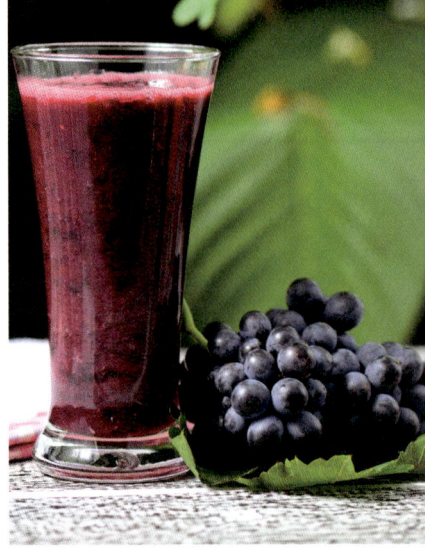

1. Die Trauben waschen, von den Stielen zupfen und halbieren. Die Limette auspressen. Die Vanilleschote längs aufschlitzen und das Mark mit einem Messer herauskratzen.

2. Trauben, Limettensaft und Vanillemark im Mixer oder Smoothiemaker in 1–2 Minuten cremig mixen. Nach Belieben mit Wasser verdünnen und mit Eiswürfeln noch mal aufmixen.

Info: Trauben versorgen Sie mit einer geballten Ladung Resveratrol, das sich hauptsächlich in den Schalen und Kernen befindet. Also bitte alles mitmixen!

Tipp: Wenn Sie Lavendel auf dem Balkon oder im Garten haben: 1 frische Blüte fein zerbröseln und mitmixen – das gibt ein tolles Aroma und entspannt!

Schokodrink mit Trockenobst

Für 4 Portionen • Pro Portion: 211 kcal, 5 g E, 7 g F, 32 g KH

50 g Buchweizenschrot

800 ml Mandel- oder Kokosdrink (ungesüßt)

1 Prise Salz

30 g Kakaopulver (Rohkostqualität)

1 Banane

50 g Trockenfrüchte

   (z. B. entsteinte Datteln und Feigen)

20 g Kokoschips

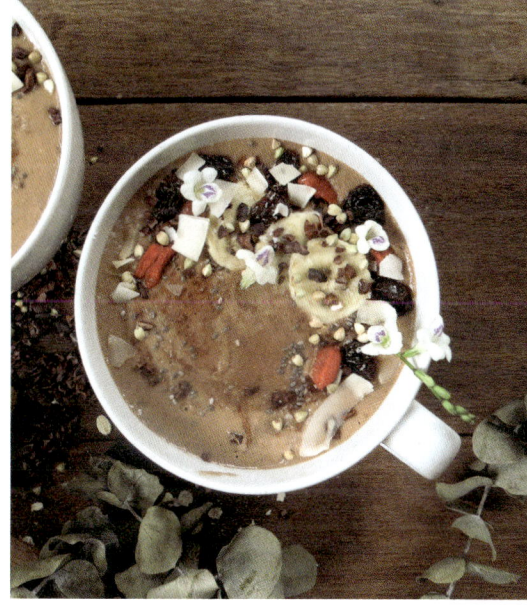

1. Buchweizenschrot mit Mandeldrink, Salz und Kakaopulver in einen Topf geben und unter gelegentlichem Rühren zum Kochen bringen. Anschließend vom Herd nehmen und 8 Minuten quellen lassen.

2. Die Banane schälen und in Scheiben schneiden. Die Trockenfrüchte klein würfeln.

3. Buchweizen-Kakao auf 4 große Tassen verteilen, mit Trockenfrüchten und Kokoschips bestreuen und mit den Bananenscheiben belegt lauwarm servieren.

FRÜHSTÜCK

Wer frühstückt, findet hier viele wertvolle sirtaktive Zutaten verarbeitet. Es gibt Porridge aus Buchweizen oder Müsli aus Buchweizen-Flocken, aber auch Eier-Zubereitungen, denn Eier haben ihren schlechten Ruf als Cholesterin-bomben längst abgelegt – sie stecken voller Vitamine und Mineralstoffe! Vitamin D, Selen und Carotinoide in Eiern sind aktive Helfer im Kampf gegen freie Radikale.

Frühstücksmuffel können getrost auf diese Mahlzeit verzichten, denn die Mär von der wichtigsten Mahlzeit des Tages, ohne die nichts läuft, ist veraltet. Breakfast-Cancelling wird durchaus als Intervallfasten-Baustein verbucht.

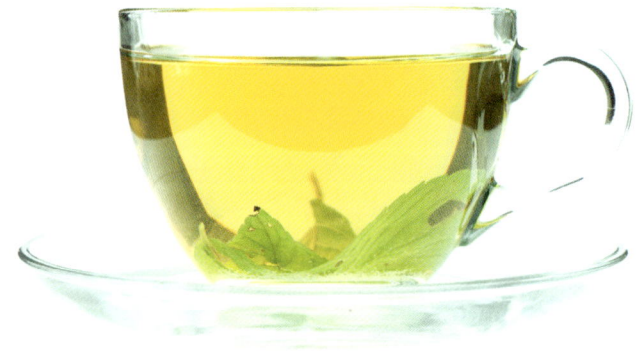

Buchweizen-Nuss-Müsli

Für ca. 15 Portionen • Pro Portion (2 EL): 116 kcal, 3 g E, 7 g F, 9 g KH

50 g ungeschälte Mandeln
50 g Walnuss- oder Pekannusskerne
150 g Buchweizen
50 g Leinsamen
2 EL Leinöl
2 EL Dattelsirup (Seite 26 oder Fertigprodukt)
oder Honig

1. Den Backofen auf 120 °C Ober-/Unterhitze (Umluft 100 °C) vorheizen.
2. Mandeln und Walnusskerne hacken. In eine Schüssel geben und mit Buchweizen, Leinsamen, Leinöl und Dattelsirup vermischen.
3. Ein Backblech mit Backpapier auslegen und die Masse mit einer Teigkarte darauf verstreichen. 1 Stunde im vorgeheizten Backofen trocknen lassen, dabei alle 15 Minuten durchmischen.
4. Mischung gut auskühlen lassen und in einem verschließbaren Glas oder einer Box aufbewahren.

Tipp: Buchweizen, Walnüsse und Leinsamen machen Ihre Müslimischung besonders sirtaktiv. Sie können sie in Joghurt oder andere Milchprodukte einrühren. Zur Abwechslung eignen sich zusätzlich Macadamianüsse, Paranüsse, Sonnenblumenkerne, Kürbiskerne oder Sesamsaat.

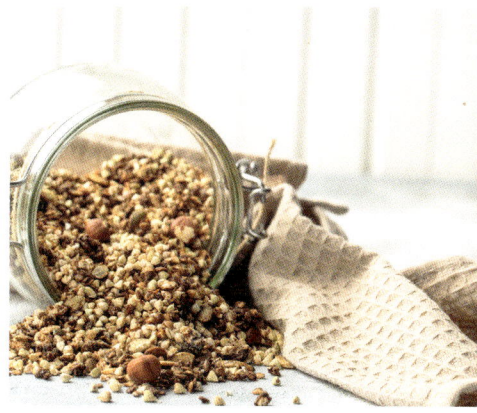

Buchweizen-Overnights mit Leinsamen und Beeren

Für 2 Portionen • Pro Portion: 297 kcal, 13 g E, 10 g F, 36 g KH

200 g Heidelbeeren oder Brombeeren
80 g Buchweizenflocken
200 ml Mandeldrink oder Sojamilch (ungesüßt)
75 g Quark (20 % Fett)
2 EL Leinsamen

1. Die Beeren waschen, verlesen und gut abtropfen lassen. 50 g Beeren auf 2 verschließbare Gläser (ca. 300 ml Fassungsvermögen) verteilen und mit einem Löffel zerdrücken.
2. Buchweizenflocken, Mandeldrink, Quark und Leinsamen dazugeben und verrühren. Die restlichen Beeren obenauf verteilen.
3. Gläser gut verschließen und bis zum Morgen im Kühlschrank aufbewahren.

Tipp: Overnights sind ein ideales Frühstück für alle, die es morgens eilig haben. Sie können alles abends vorbereiten und brauchen die Gläser nur noch aus dem Kühlschrank zu nehmen. Sie können die Buchweizenflocken auch mit anderen Beeren oder anderem Obst toppen und nach Belieben noch Nüsse oder Kerne darüberstreuen.

Info: Reine Kuhmilch wird aus vielerlei Gründen abgelehnt, deshalb haben wir sie in unseren Rezepten weitgehend vermieden. Empfehlenswert bei der Sirtfood-Diät sind jedoch Milchprodukte wie Joghurt, Quark oder Käse. Sie enthalten hochwertiges Eiweiß, sind reich an Vitaminen und Mineralstoffen – zum Beispiel Kalzium, Phosphor und Jod.
Ziegen- und Schafmilch sind für die Verdauung bekömmlicher. Sie weisen auch mehr Linolsäure und Proteine auf als Kuhmilch und könnten somit etwas Sirtuin-aktivierender wirken.

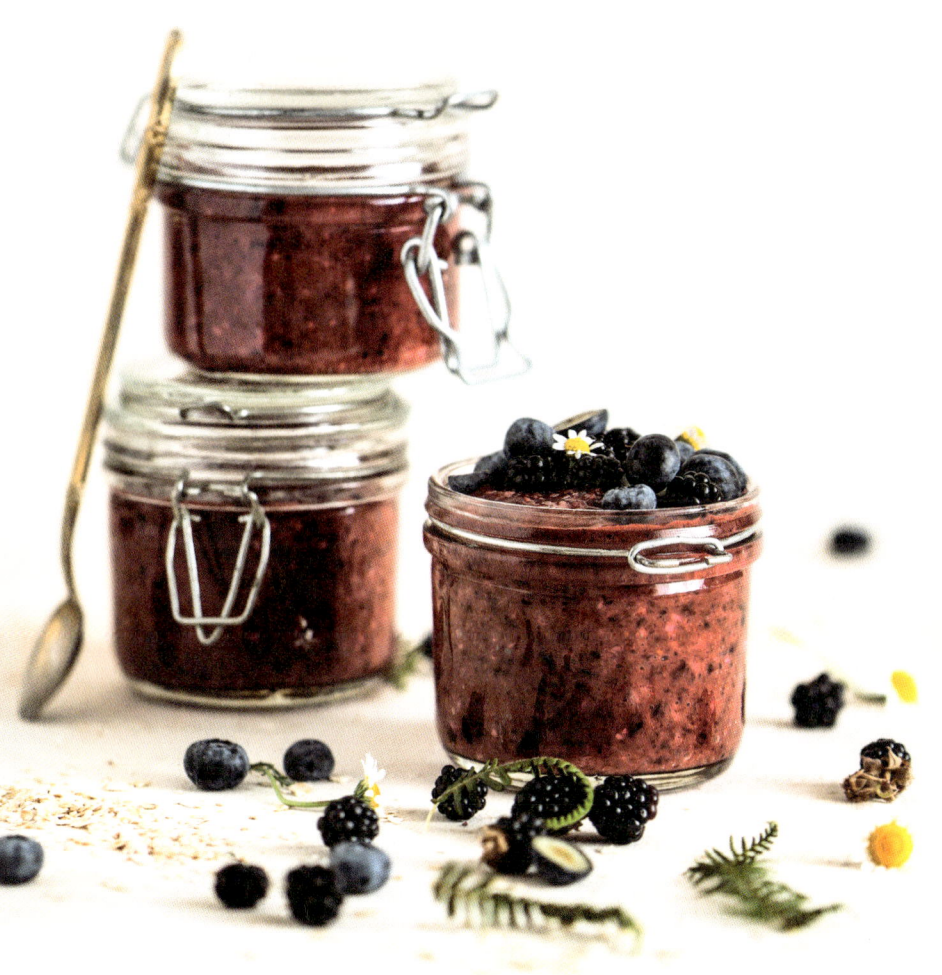

Buchweizen-Porridge mit Apfel und Walnüssen

Für 2 Portionen • Pro Portion: 399 kcal, 9 g E, 22 g F, 40 g KH

2 EL Leinsamenschrot
30 g gemahlene Walnüsse
60 g Buchweizenflocken
1 Msp. gemahlene Kurkuma
100 ml Mandeldrink (ungesüßt)
½ TL Zimt
flüssiger Süßstoff oder Zuckerersatz (nach Belieben)
1 Apfel
50 g Heidelbeeren oder andere Beeren nach Saison
4 Walnusshälften zum Garnieren

1. Leinsamen, gemahlene Walnüsse, Buchweizenflocken und Kurkuma mit 200 ml Wasser und Mandeldrink in einen kleinen Topf geben, aufkochen lassen und 15 Minuten bei niedriger Hitze quellen lassen.
2. Den Zimt und nach Belieben Süßstoff einstreuen und unterrühren.
3. Den Apfel heiß waschen, vierteln, das Kerngehäuse entfernen und das Fruchtfleisch in Spalten schneiden. Die Heidelbeeren waschen und verlesen.
4. Den Porridge in tiefe Teller füllen und mit den Apfelspalten, Heidelbeeren und den Walnusshälften belegt servieren.

Tipp: Porridge können Sie im Kühlschrank gut 2–3 Tage aufbewahren und dann mit Früchten nach Belieben belegen.

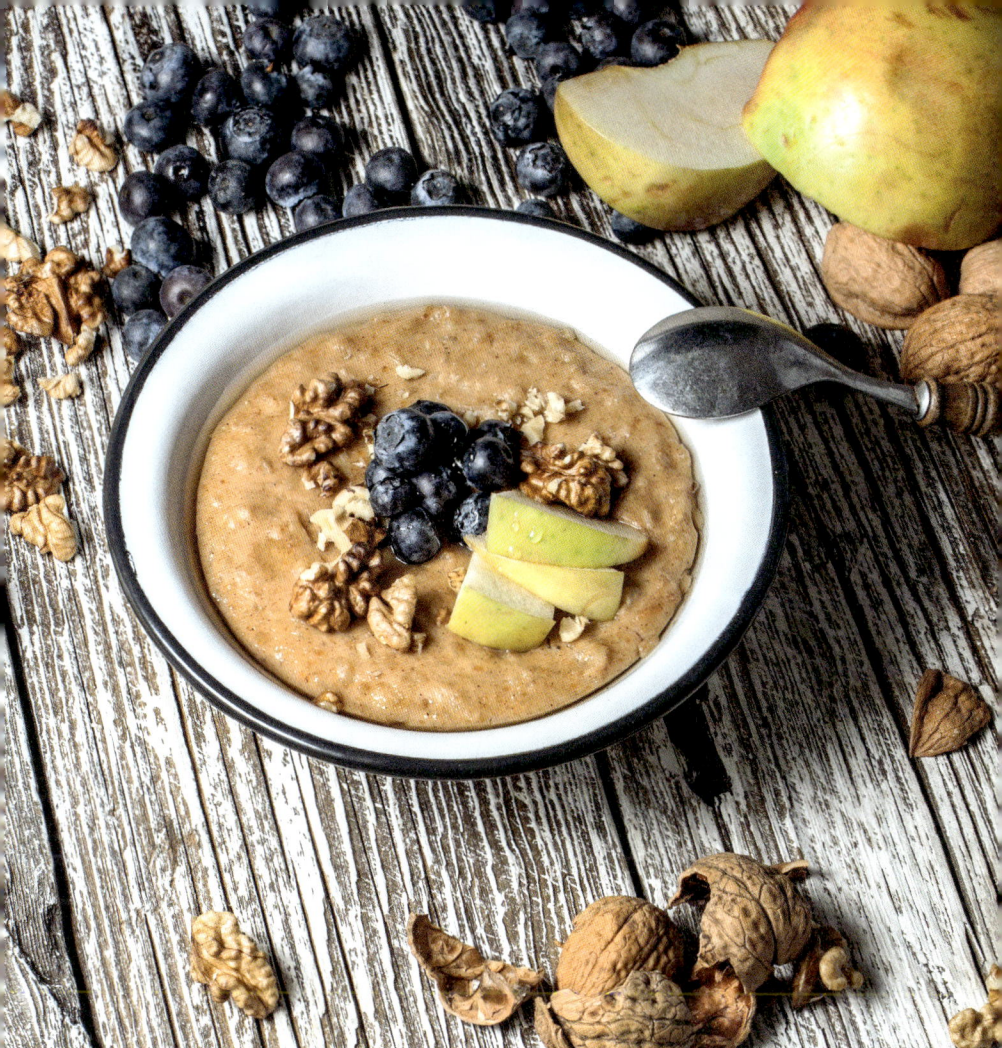

Info: Porridge (engl. Haferbrei) ist seit Längerem das neue Müsli. Ursprünglich kommt er aus Schottland, wo er mit verschiedenen Beilagen nicht nur zum Frühstück gegessen wurde. Mittlerweile gibt es ihn auch bei uns fertig in Supermärkten und Bioläden.

Statt der klassischen Haferflocken verwenden wir hier Buchweizenflocken. Sie haben zwar reichlich Kalorien und Kohlenhydrate, machen aber trotzdem nicht dick: Die enthaltenen Ballaststoffe sind gut für Ihre Verdauung, machen lang anhaltend satt und regulieren den Blutzuckerspiegel.

Quinoa-Porridge mit Kakao und Leinsamen

Für 1 Portion: 383 kcal, 13 g E, 22 g F, 42 g KH

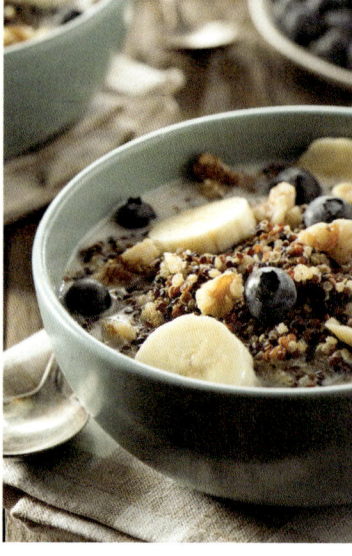

- 1 Vanilleschote
- 70 g bunte rohe Quinoa
- 1 EL Leinsamen
- 300 ml Mandeldrink (ungesüßt)
- 100 g Heidelbeeren
- 1 kleine Banane
- 30 g Walnusskerne
- 2 TL Kakaopulver (Rohkostqualität)

1. Die Vanilleschote längs halbieren und das Mark mit einem Messer herauskratzen.

2. Quinoa in ein Sieb geben und heiß abbrausen. Vanillemark und -schote, Leinsamen, Quinoa und Mandeldrink in einen kleinen Topf geben und zum Kochen bringen. Anschließend 15 Minuten zugedeckt bei geringer Hitze quellen lassen, bis ein Großteil der Flüssigkeit aufgesogen ist.

3. Die Heidelbeeren behutsam waschen, verlesen und gut abtropfen lassen. Die Banane schälen und in Scheiben schneiden.

4. Die Walnüsse grob hacken und in einer beschichteten Pfanne ohne Fett anrösten.

5. Den Porridge in 1 Schüssel geben und Nüsse, Heidelbeeren und Bananenscheiben obenauf verteilen. Mit Kakaopulver bestreut genießen.

Tipp: Der Porridge schmeckt auch kalt. Sie können 2–3 Portionen auf Vorrat zubereiten, denn er hält sich zugedeckt einige Tage im Kühlschrank. Die Früchte obenauf können Sie nach Geschmack und Saison variieren.

Buchweizen-Pancakes mit Spinat

Für 8 Stück • Pro Portion: 134 kcal, 5 g E, 7 g F, 15 g KH

150 g Buchweizenmehl
½ Päckchen Backpulver
100 g Quark (20 % Fett)
2 Eier (Größe M)
1 Prise Salz
5 g frische Kurkuma
1 Prise schwarzer Pfeffer
75 g frischer Spinat
2 EL Kokosöl

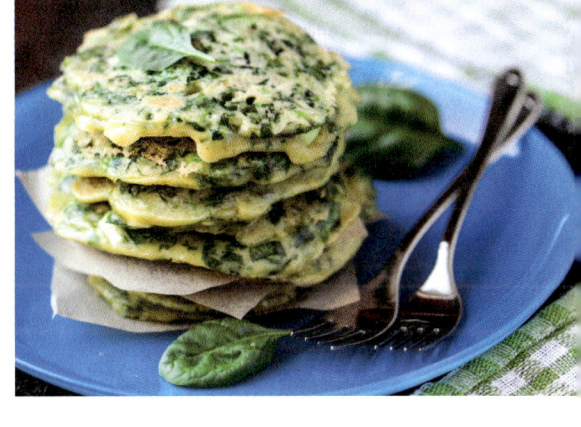

1. Buchweizenmehl, Backpulver, Quark, Eier, Salz und 100 ml Wasser in eine Schüssel geben und mit dem Handrührgerät zu einem glatten Teig verarbeiten.

2. Kurkuma schälen und mithilfe einer feinen Reibe in den Teig reiben. Mit Pfeffer würzen und gut verrühren.

3. Spinat waschen, gut abtropfen lassen, die harten Stiele eventuell entfernen und die Blätter in feine Streifen schneiden. Unter den Teig heben.

4. 1 EL Kokosöl bei milder Hitze in einer geräumigen Pfanne schmelzen und mithilfe einer kleinen Kelle 4 Fladen mit ca. 10 cm Ø hineinsetzen. Nach 2 Minuten wenden und in weiteren 2 Minuten fertig backen. Mit dem restlichen Teig ebenso verfahren.

Tipp: Übrig gebliebene Pancakes können Sie wunderbar mitnehmen und kalt essen oder auch einfrieren.

Hüttenkäse-Auflauf mit Heidelbeeren

Für 4 Portionen • Pro Portion: 262 kcal, 23 g E, 14 g F, 9 g KH

200 g Heidelbeeren
300 g Hüttenkäse oder körniger Frischkäse
250 g Quark (20 % Fett)
40 g Leinsamenschrot
3 Eier (Größe M)
1 Prise Salz
etwas Fett für die Form

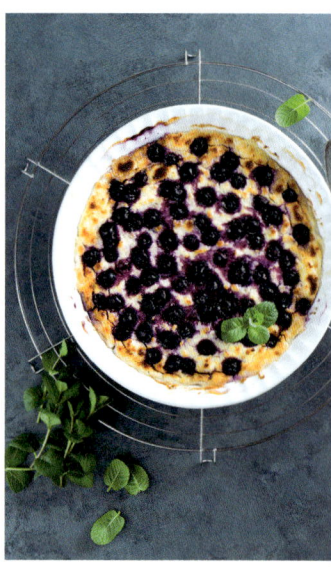

1. Den Backofen auf 180 °C Ober-/Unterhitze (Umluft 160 °C) vorheizen.
2. Heidelbeeren waschen, verlesen und gut abtropfen lassen.
3. Hüttenkäse, Quark, Leinsamenschrot, Eier und Salz in einer Schüssel mit einem Kochlöffel verrühren.
4. Eine Springform (ca. 24 cm Ø) dünn einfetten und die Masse darin verstreichen. Die Heidelbeeren darauf verteilen und leicht in den Teig drücken.
5. Auflauf 25–30 Minuten im Ofen backen, bis die Masse fest und goldgelb ist. Etwas abkühlen lassen, aus der Form nehmen und auf Teller verteilen.

Tipp: Der kohlenhydratarme, aber eiweißreiche Auflauf schmeckt auch kalt sehr gut. Sie können je nach Saison und Gusto anderes Obst, zum Beispiel Granatapfelkerne oder Orangenspalten, verwenden.

Omelette mit grünem Gemüse

Für 2 Portionen • Pro Portion: 237 kcal, 16 g E, 17 g F, 6 g KH

80 g Brokkoli
70 g gepalte Erbsen oder TK-Erbsen
3 Eier (Größe M)
¼ TL gemahlene Kurkuma
Salz, Pfeffer
50 g Quark (20 % Fett)
3 EL Mineralwasser mit Kohlensäure
1 EL Kokosöl

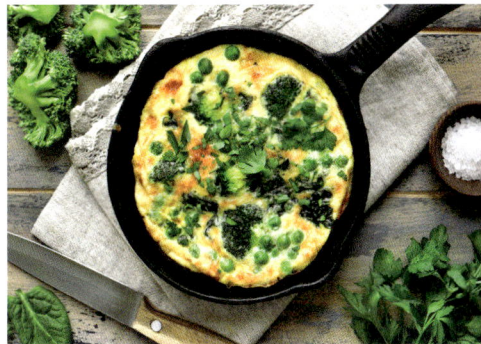

1. Vom Brokkoli mundgerechte Köpfchen abschneiden und waschen. Wasser in einen Topf füllen, Dampfgareinsatz hineingeben und Brokkoli und Erbsen darin verteilen. In 6–7 Minuten bissfest dämpfen.

2. In der Zwischenzeit die Eier mit Kurkuma, etwas Salz und Pfeffer, Quark und Mineralwasser in einer Schüssel mit dem Schneebesen verquirlen.

3. Kokosöl in einer beschichteten Pfanne (ca. 20 cm Ø) schmelzen, die Eimasse hineingießen und das fertige Gemüse obenauf verteilen.

4. Omelette bei milder Hitze zugedeckt garen, bis die Eimasse an der Oberfläche gestockt ist. Sofort heiß servieren.

Tipps: Kaufen Sie Erbsen in Schoten, dann brauchen Sie davon 250 g und müssen diese vor Verwendung erst aus den Hülsen lösen und schon 5 Minuten vor den Brokkoli in den Dampfgareinsatz geben.
Sie können nach Belieben anderes grünes Gemüse verwenden, es sollten immer ca. 150 g sein. Gut geeignet: Zucchini, grüner Spargel oder Bohnen. Sehr Sirtuine-fördernd sind auch Kapern, die Sie mit dem Gemüse in die Pfanne geben oder getrennt dazu reichen können.
Wenn Sie die Eimasse sehr fest stocken lassen, können Sie das Gericht auch zum Kaltessen mitnehmen.

Frittata mit Brokkoli und Möhren

Für 4 Portionen • Pro Portion: 336 kcal, 18 g E, 23 g F, 8 g KH

---

250 g Brokkoli
150 g Möhren
6 Eier (Größe M)
½ TL gemahlene Kurkuma
Salz, schwarzer Pfeffer
Cayennepfeffer (nach Belieben)
100 g Frischkäse
70 ml Mineralwasser mit Kohlensäure
1 große rote Zwiebel
50 g Parmesan
2 EL Olivenöl

---

1. Brokkoliröschen von der Staude abschneiden und waschen. (Den Stiel anderweitig verwenden, zum Beispiel für einen Smoothie oder eine Gemüsesuppe.) Die Möhren schälen, putzen und in etwa 2 mm dicke Scheiben schneiden.

2. 500 ml Wasser in einen Topf füllen, Dampfgareinsatz hineingeben und Möhren und Brokkoli darin verteilen. Zugedeckt in 10 Minuten weich dämpfen.

3. Den Backofen auf 200 °C Ober-/Unterhitze (Umluft weniger geeignet) vorheizen.

4. Eier, Kurkuma, etwas Salz und Pfeffer, nach Belieben Cayennepfeffer, Frischkäse und Mineralwasser in einer Schüssel mit dem Schneebesen zu einer glatten Masse verrühren.

5. Die Zwiebel abziehen, längs halbieren und in feine Streifen schneiden. Den Parmesan reiben.

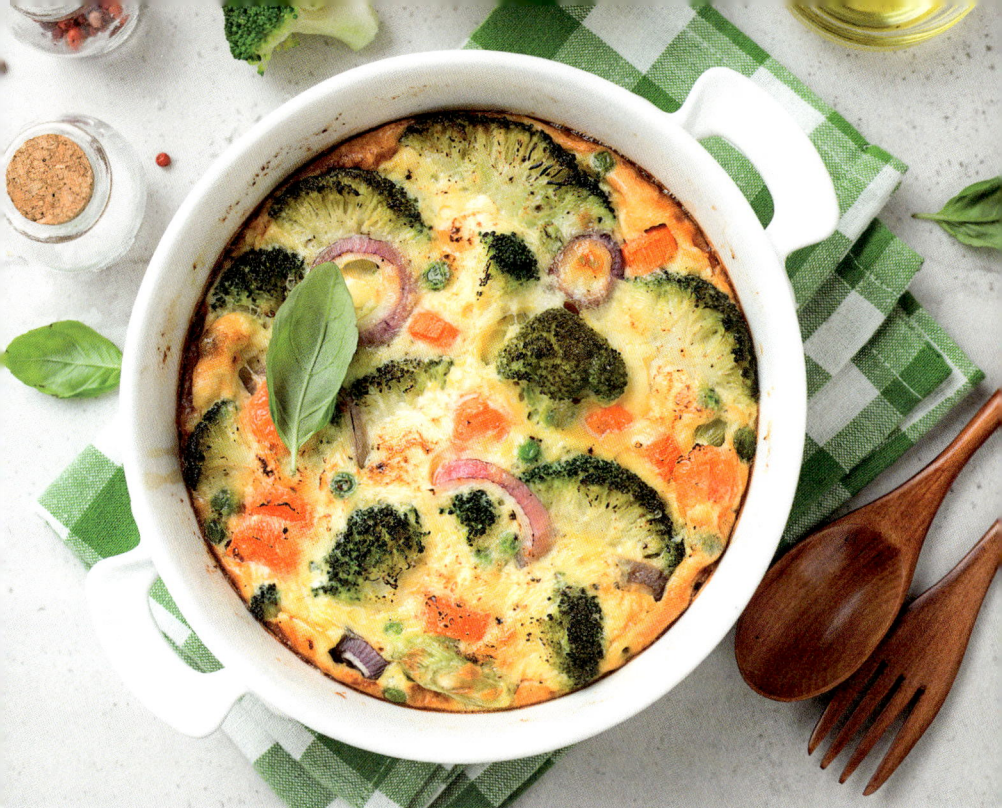

6. Olivenöl in einer beschichteten Pfanne erhitzen und die Zwiebelstreifen darin andünsten. In eine feuerfeste Form (ca. 24 cm Ø) geben. Das gedämpfte Gemüse darauf verteilen und mit Parmesan bestreuen. Die Eimasse darübergießen und Frittata im vorgeheizten Backofen 20 Minuten backen, bis die Masse vollständig gestockt und am Rand goldgelb ist.

Tipp: Sie können die Frittata auch als Hauptgericht mit einem gemischten Salat einplanen, kalt zum Beispiel für ein Buffet verwenden oder ins Büro mitnehmen.

Info: Keine Angst vor Eiern! Ihre hochwertigen Proteine und wichtige Nährstoffe wie Vitamin A, B-Vitamine und Carotinoide machen sie zu einem erwünschten Lebensmittel in der Sirtfood-Diät.

WARME HAUPT-GERICHTE

Bei allen Rezepten haben wir darauf geachtet, möglichst viele sirtaktive Zutaten einzubauen. Sie können die Gerichte mittags oder abends als warme oder kalte Hauptmahlzeiten (Salate) verzehren oder vorbereiten und mitnehmen. Selbstverständlich gibt es auch Anregungen für Veganer, und vegetarisch ist das meiste ohnehin.

Um Gerichte noch sättigender zu machen, wenn Sie zum Beispiel das Intervallfasten betreiben, gibt es auch Anregungen zu Beilagen, die Sie aber, wie zum Beispiel die Pürees oder den Blumenkohl-»Reis« auch solo genießen können – natürlich alles super-sirty!

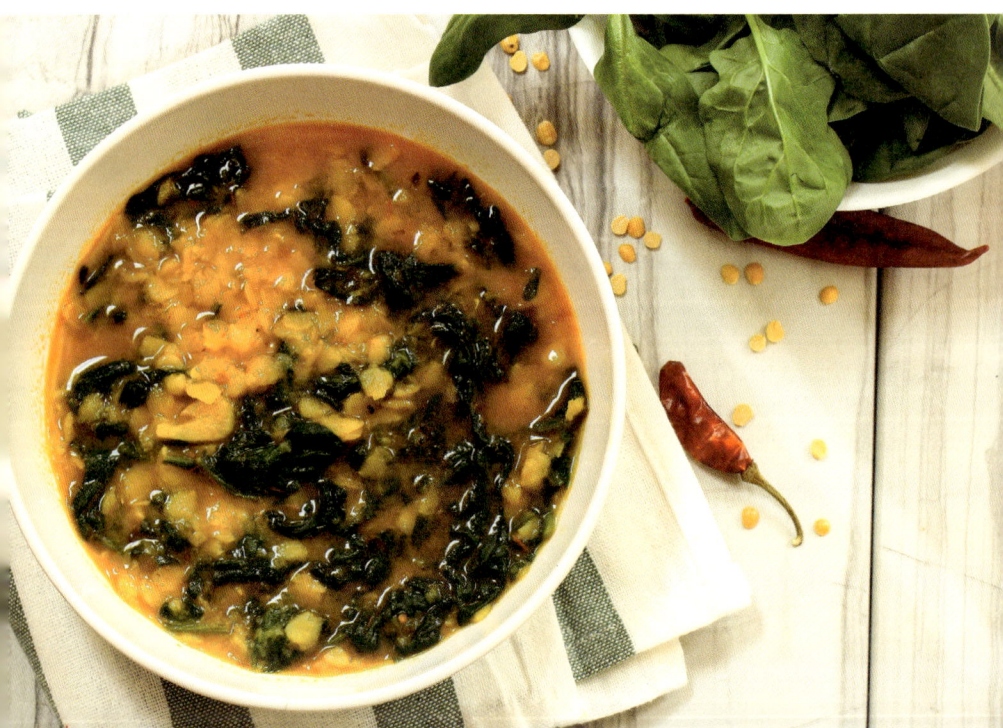

Linsendal mit Spinat

Für 2 Portionen • Pro Portion: 480 kcal, 30 g E, 17 g F, 51 g KH

---

1 Zwiebel

1 EL Kokosöl

1 TL mildes Currypulver

½ TL gemahlene Kurkuma

1 getrocknete Chilischote oder
  ½ TL Peperoncino-Gewürz

180 g gelbe Linsen

800 ml Gemüsebrühe

300 g frischer Spinat

Salz, schwarzer Pfeffer

---

1. Die Zwiebel abziehen und fein hacken. Kokosöl in einem Topf schmelzen und die Zwiebel darin goldgelb anbraten.

2. Currypulver, Kurkuma, Chilischote, Linsen und Brühe dazugeben. Aufkochen lassen und anschließend bei geringer Hitze 25 Minuten köcheln lassen, bis die Flüssigkeit komplett aufgesogen ist und die Linsen cremig und sehr weich sind.

3. In der Zwischenzeit den Spinat waschen, verlesen und zum Abtropfen in ein Sieb geben.

4. Den Spinat unter die Linsen rühren und weitere 5 Minuten garen, bis der Spinat zusammengefallen ist. Dal mit Salz und Pfeffer abschmecken und auf 2 tiefe Teller verteilen.

Info: Dal (auch Daal oder Dhal) bezeichnet ein indisch/pakistanisches Hülsenfruchtgericht, bei dem Linsen, Bohnen oder Kichererbsen sehr weich, fast breiartig zerkocht werden.

Putencurry mit Apfel in Kokossauce

Für 4 Portionen • Pro Portion: 411 kcal, 29 g E, 27 g F, 13 g KH

1 weiße Zwiebel
2 säuerliche Äpfel
1 großes Stück Ingwer (etwa 30 g)
500 g Putenfleisch
Salz, Pfeffer
2 EL Kokosöl
2 EL Madras-Currypulver
1 gestrichener TL Kurkuma
½ TL gemahlener Kardamom
400 ml cremige Kokosmilch
2 Stängel glatte Petersilie oder Koriander

1. Die Zwiebel abziehen und fein würfeln. Die Äpfel vierteln, schälen, die Kerngehäuse entfernen und das Fruchtfleisch klein würfeln. Den Ingwer schälen und klein würfeln oder reiben. Das Putenfleisch in mundgerechte Stücke schneiden, salzen und pfeffern.

2. Öl in einer beschichteten Pfanne erhitzen und das Fleisch und den Ingwer rundherum goldgelb anbraten. Herausnehmen und beiseite stellen. Zwiebel- und Apfelwürfel in die Pfanne geben und unter Rühren 1 Minute andünsten. Mit Currypulver, Kurkuma und Kardamom bestreuen und Kokosmilch und 100 ml Wasser angießen.

3. Bei geringer Hitze zugedeckt 15 Minuten köcheln lassen und anschließend mit Salz und Pfeffer abschmecken. Das Putenfleisch wieder dazugeben und 5 Minuten bei geringer Hitze durchziehen lassen.

4. In der Zwischenzeit die Petersilie waschen, mit Küchenpapier trocken tupfen und die Blätter von den Stängeln zupfen. Putencurry auf tiefe Teller verteilen und mit Petersilie bestreut servieren.

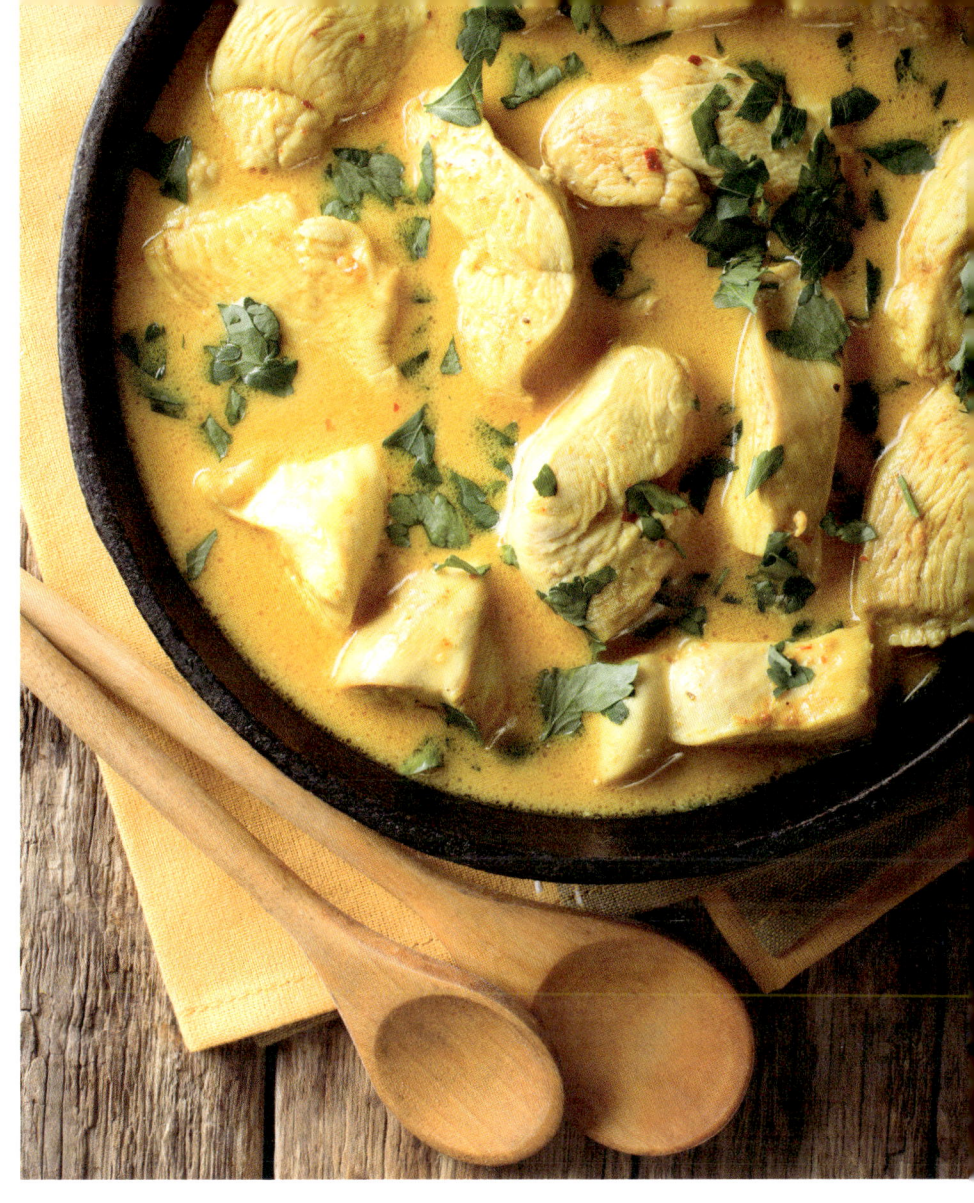

Tipp: Das Rezept reicht für 4 Portionen. Es schmeckt aufgewärmt fast noch besser und lässt sich außerdem gut einfrieren.

Für noch aktivere Sirtuine können Sie das Ganze mit gehackten Walnusskernen oder Erdnüssen bestreuen.

Hähnchen mit Grünkohl und Süßkartoffeln

Für 2 Portionen • Pro Portion: 498 kcal, 29 g E, 25 g F, 39 g KH

---

200 g Hähnchenbrustfilet
1–2 Knoblauchzehen
Salz, Pfeffer
300 g Süßkartoffeln
150 g Grünkohl
3 EL Olivenöl
1 TL rosenscharfes Paprikapulver
¼ TL gemahlene Kurkuma
100 ml Wasser oder Gemüsebrühe
1–2 EL heller Balsamico-Essig

---

1. Hähnchenbrust in etwa 1½ cm große Würfel schneiden. Die Knoblauchzehen schälen und durch eine Knoblauchpresse drücken. Hähnchenwürfel in einer Schüssel mit Knoblauch, Salz und Pfeffer vermischen.

2. Süßkartoffeln schälen, waschen und in mundgerechte Würfel schneiden. Grünkohl waschen, gut abtropfen lassen und mit einem Nudelholz etwas »bearbeiten«, damit er weicher wird. Grünkohlblätter in mundgerechten Stücken von den harten Stielen reißen.

3. 1 EL Olivenöl in einer beschichteten Pfanne erhitzen und die Hähnchenwürfel darin unter mehrmaligem Wenden knusprig anbraten. Herausnehmen und in Alufolie gewickelt warm halten.

4. Das restliche Olivenöl in die Pfanne geben und Süßkartoffeln und Grünkohlblätter unter Rühren 2 Minuten anbraten. Mit Paprikapulver und Kurkuma bestäuben, mit Wasser oder Brühe ablöschen und zugedeckt 10 Minuten bei mittlerer Hitze weich dünsten.

5. Gemüse mit Balsamico-Essig, Salz und Pfeffer abschmecken. Hähnchenstreifen in Schüsseln oder tiefen Tellern anrichten und das Gemüse obenauf geben.

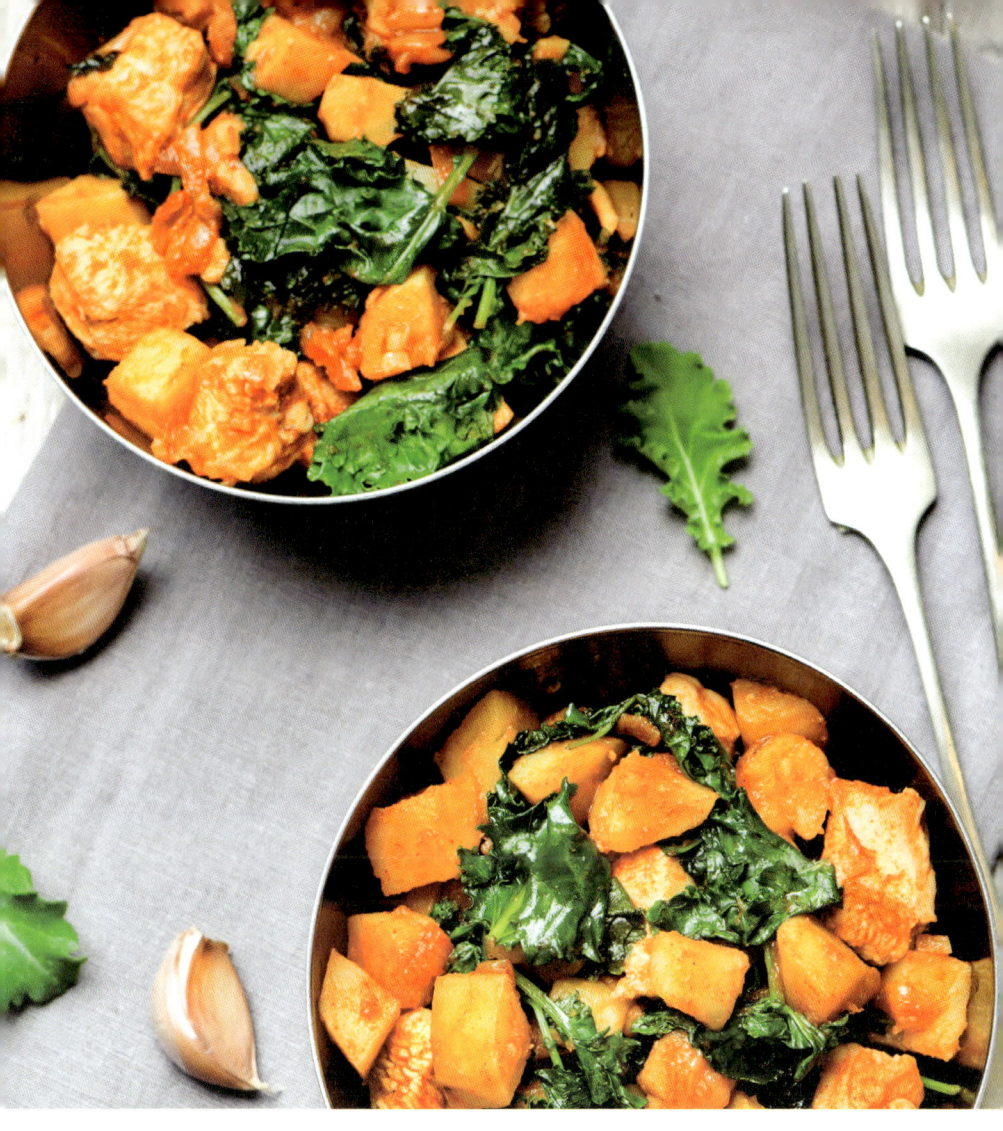

Info: Geflügel ist ein prima Eiweiß-Lieferant. Dazu enthält es auch B-Vitamine, Kalium und Phosphor. Hähnchen und Co. sind eine gute Ergänzung bei der Sirtfood-Diät.
Auch rotes Fleisch, das in letzter Zeit etwas in Verruf geraten ist, ist eine hervorragende Eiweißquelle und glänzt dazu noch mit den Mineralien Eisen und Zink. Für alle Fleisch- und Geflügelsorten gilt: Nur aus artgerechter Haltung!

Gebratene Hähnchenbrust mit Asia-Gemüse

Für 2 Portionen • Pro Portion: 723 kcal, 55 g E, 36 g F, 39 g KH

100 g Möhren
100 g grüne Bohnen
je 1 gelbe und rote Paprikaschote
200 g Hähnchenbrustfilet
4 Lauchzwiebeln
1 walnussgroßes Stück Ingwer
½ rote Chilischote (nach Belieben)

2 EL Sesamsaat
1 EL + 1 TL Kokosöl
2 EL Reisessig oder
   Weißweinessig
2–3 EL Sojasauce
Salz, Pfeffer

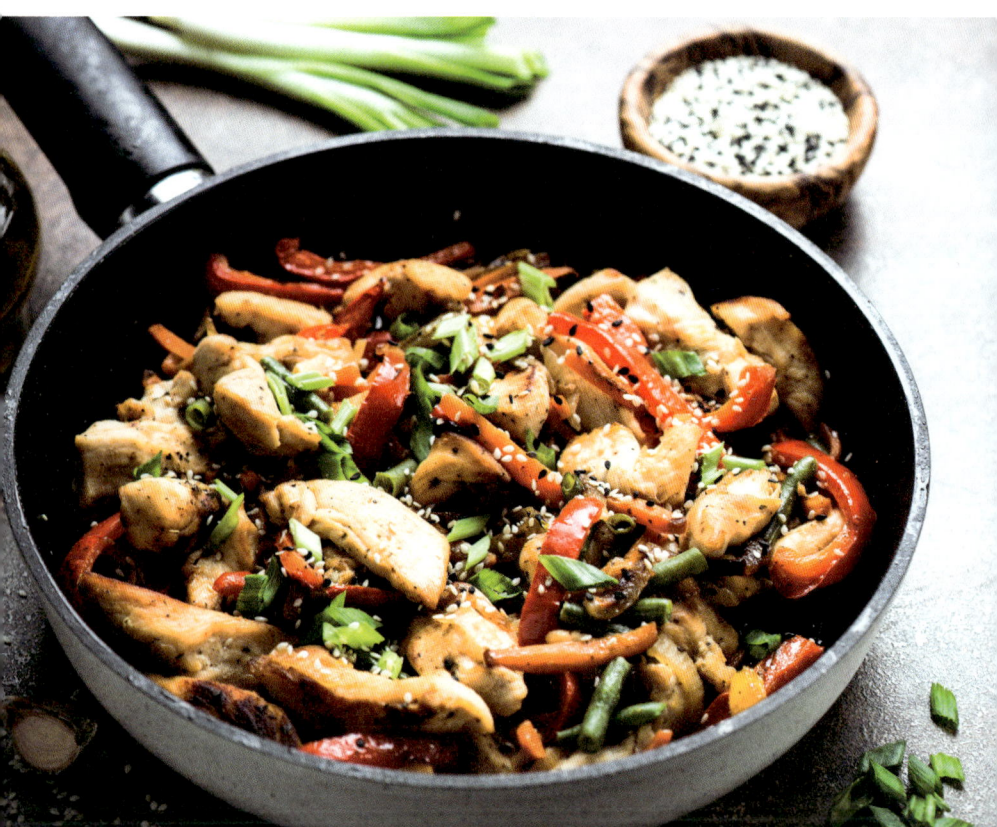

1. Möhren schälen, putzen und in etwa 3 cm lange feine Stifte schneiden. Bohnen waschen, putzen und in 3 cm lange Stücke schneiden. Wasser in einen Topf füllen, Dampfgareinsatz hineingeben, Gemüse darin verteilen und 12 Minuten dämpfen.

2. In der Zwischenzeit die Paprikaschoten waschen, putzen und in Rechtecke schneiden. Das Hähnchenbrustfilet in mundgerechte Würfel schneiden. Die Lauchzwiebeln putzen, waschen, längs vierteln und in 3 cm lange Stücke zerteilen. Ingwer schälen und klein würfeln. Die Chilischote, falls verwendet, waschen, längs halbieren, Kerne und Trennhäutchen entfernen und das Fruchtfleisch klein schneiden.

3. Sesamsaat in einer geräumigen Pfanne (alle anderen Zutaten sollen später darin Platz haben) ohne Fett etwas anrösten. Herausnehmen und beiseite stellen.

4. 1 EL Kokosöl in die Pfanne geben und das Fleisch rundherum darin anbraten. Wenn es beginnt, Farbe anzunehmen, Lauchzwiebeln, Ingwer und nach Belieben Chilischote dazugeben und mitbraten. Herausnehmen und beiseite stellen.

5. Das restliche Kokosöl in der Pfanne schmelzen lassen und die Paprikastücke unter Rühren in 10–12 Minuten weich braten. Mit Essig ablöschen.

6. Möhren, Bohnen und Fleischmischung unterrühren und mit Sojasauce, Salz und Pfeffer abschmecken. Mit Sesamsaat bestreut servieren.

Gebackene Brokkoli-Bällchen

Für 2 Portionen • Pro Portion: 592 kcal, 34 g E, 27 g F, 47 g KH

500 g Brokkoli	**1 Knoblauchzehe**
250 g Quark (20 % Fett)	**2 Stängel glatte Petersilie**
1 EL Leinöl	**2 Eier (Größe M)**
1–2 EL Zitronensaft	**100 g Vollkornbrösel**
Salz, Pfeffer	**1 TL getrockneter Majoran**
3 Lauchzwiebeln	**1 EL Olivenöl**

1. Brokkoli waschen und die Röschen vom Stiel schneiden. Stiel gegebenenfalls schälen und in Würfel schneiden. Röschen grob zerteilen. Wasser in einen Topf füllen, Dampfgareinsatz hineingeben, Brokkoli darin verteilen und in 15 Minuten sehr weich dämpfen und anschließend etwas abkühlen lassen.

2. In der Zwischenzeit in einer Schüssel den Quark mit Leinöl verrühren. Mit Zitronensaft, Salz und Pfeffer pikant abschmecken und beiseite stellen.

3. Lauchzwiebeln putzen, waschen und mit viel Grün fein hacken. Knoblauchzehe schälen und durch eine Knoblauchpresse drücken. Petersilie waschen, mit Küchenpapier trocken tupfen, die Blätter von den Stängeln zupfen und fein hacken.

4. Den Backofen auf 200 °C Ober-/Unterhitze (Umluft 180 °C) vorheizen.

5. Gedämpften Brokkoli auf ein großes Küchenbrett geben und mit dem Kartoffelstampfer (behelfsweise mit einer Gabel) zu kleinen Stücken zerdrücken. In eine geräumige Schüssel füllen.

6. Lauchzwiebeln, Knoblauch, Petersilie, Eier, Brösel, Majoran und Olivenöl dazugeben und Masse gut vermischen.

7. Ein Backblech mit Backpapier auslegen. Mit feuchten Händen aus der Masse 12 Bällchen formen, auf das Blech legen und im Backofen 20 Minuten backen, bis sie an der Unterseite goldbraun sind. Bällchen auf Teller verteilen und den Quark getrennt dazu reichen.

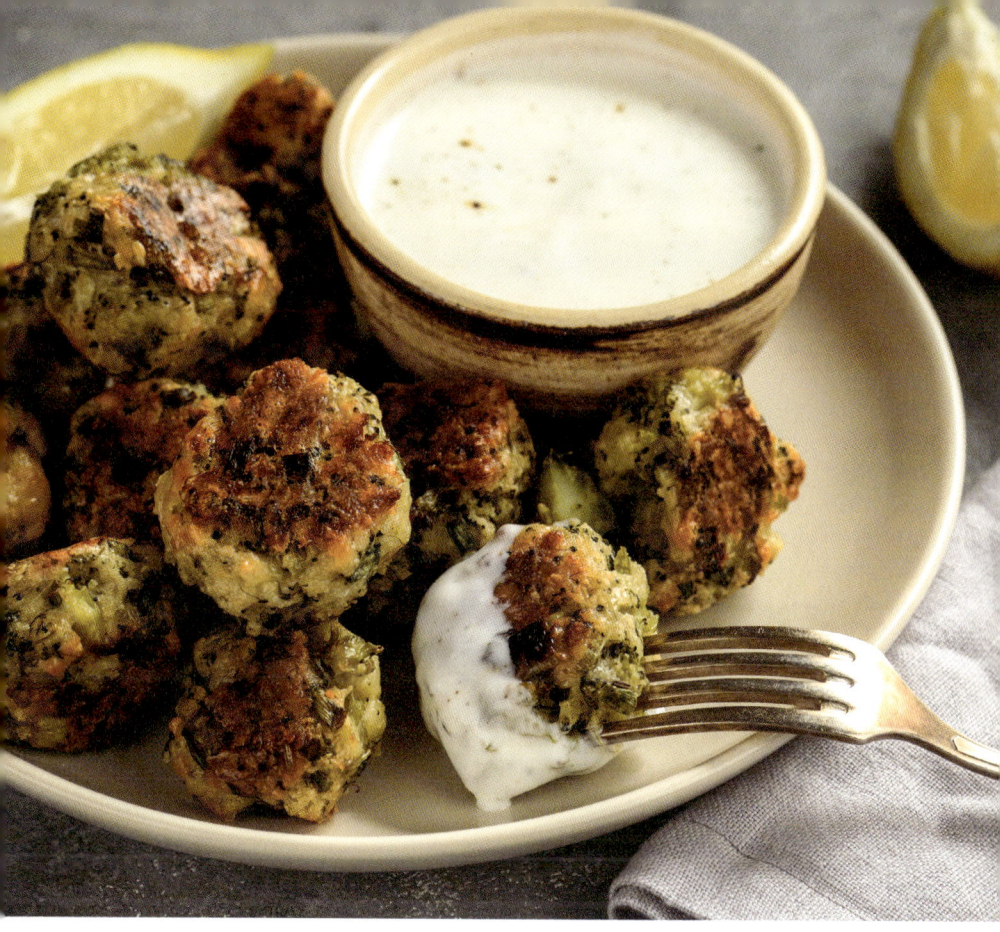

Tipp: Die Bällchen eignen sich auch gut als Beilage zu Gebratenem oder Gegrilltem. Dann reichen 12 Stück für 4 Portionen. Oder Sie packen sie zum Mitnehmen oder für ein Picknick ein. 1 Bällchen hat 68 kcal, 3 g E, 2 g F, 7 g KH.

Info: Versuchen Sie mal statt Petersilie Liebstöckel in Ihre Zubereitungen einzubauen. Das Kraut enthält viel Quercetin und ist daher besonders sirty. Und nicht nur das: Es gilt auch als Aphrodisiakum! Weil es das fast vergessene Küchenkraut kaum zu kaufen gibt, bauen Sie es am besten selbst auf der Fensterbank an, das funktioniert problemlos. Samen bekommen Sie in Gärtnereien oder im Internet.

Toskanischer Grünkohl-Bohnen-Eintopf »Ribolita«

Für 4 Portionen • Pro Portion: 284 kcal, 10g E, 14g F, 31g KH

---

1 weiße Zwiebel

2–3 Knoblauchzehen

1 Stück (5 cm) Kurkuma oder
   ½ TL gemahlene Kurkuma

½–1 rote Chilischote

200 g Möhren

200 g festkochende Kartoffeln

200 g frischer Grünkohl oder 130 g TK-Grünkohl

2 EL Olivenöl

4 Zweige Thymian

2 Lorbeerblätter

400 g geschälte Tomaten (Dose)

400 g Cannellini-Bohnen (Dose)

Salz, schwarzer Pfeffer aus der Mühle

4 TL Leinöl

---

1. Zwiebel abziehen, halbieren und in feine Streifen schneiden. Knoblauch und Kurkuma schälen und in feine Scheiben schneiden. Chilischote waschen, putzen, längs halbieren und Kerne und Trennhäutchen entfernen.

2. Möhren und Kartoffeln schälen, putzen und in mundgerechte Stücke zerteilen. Grünkohl gründlich waschen und die Blätter von den Stielen zupfen.

3. Olivenöl in einem geräumigen Topf erhitzen. Zwiebel und Knoblauch darin unter Rühren hellgelb anbraten. Mit 1 l Wasser aufgießen, das vorbereitete Gemüse, Chilischote, Kurkuma, gewaschene Thymianzweige und Lorbeerblätter einrühren und alles aufkochen lassen. 20 Minuten bei geringer Hitze köcheln lassen.

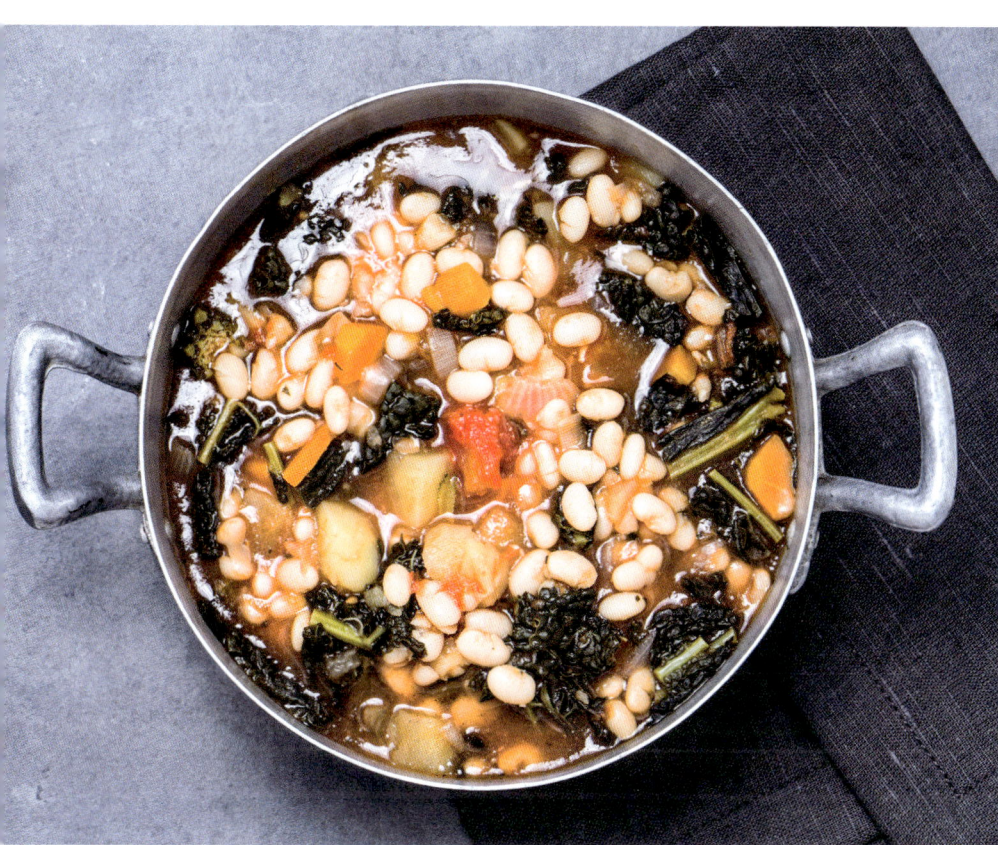

4. Tomaten mit dem Saft dazugeben und mit dem Kochlöffel zerdrücken. Bohnen durch ein Sieb abgießen, unter kaltem Wasser abbrausen, abtropfen lassen und ebenfalls einrühren. Weitere 5 Minuten erhitzen.

5. Mit Salz und Pfeffer abschmecken, auf 4 Teller verteilen und mit jeweils 1 TL Leinöl beträufeln.

Auberginen-Curry

Für 4 Portionen • Pro Portion: 318 kcal, 7g E, 29g F, 14g KH

800 g Auberginen	**2 EL Kokosöl**
Salz	**je 1 TL gemahlener Koriander,**
4 Lauchzwiebeln	**Kreuzkümmel und Kurkuma**
1 walnussgroßes Stück Ingwer	**1 EL Madras-Currypulver**
2 Knoblauchzehen	**400 ml cremige Kokosmilch**
1 Chilischote	**schwarzer Pfeffer**
1 Fleischtomate	**Limettensaft**
2 Stängel Koriander	
oder Petersilie	

1. Die Auberginen waschen, putzen, längs halbieren und in etwa 1 cm breite Scheiben schneiden. Salzen und 15 Minuten ziehen lassen.

2. Die Lauchzwiebeln putzen, waschen und mit viel Grün in Ringe schneiden. Ingwer und Knoblauch schälen und in kleine Würfel schneiden. Die Chilischote waschen, längs halbieren, Stielansatz und Kerne entfernen und die Schote fein hacken.

3. Die Tomate waschen, längs halbieren und Stielansatz und Kerne entfernen. Das Fruchtfleisch würfeln. Koriander waschen, trocken schütteln, die Blätter von den Stängeln zupfen und beiseite stellen.

4. Kokosöl in einem geräumigen Topf schmelzen lassen und Knoblauch, Lauchzwiebeln, Ingwer und Chilischote darin bei milder Hitze andünsten. Die Tomatenwürfel unterrühren.

5. Gewürze mit der Kokosmilch dazugeben und alles 10 Minuten köcheln lassen.

6. Die Auberginen ausdrücken, dazugeben und das Ganze weitere 15 Minuten bei milder Hitze köcheln lassen.

7. Mit Salz, Pfeffer und Limettensaft abschmecken, auf 4 tiefe Teller verteilen und mit den Korianderblättern bestreut servieren.

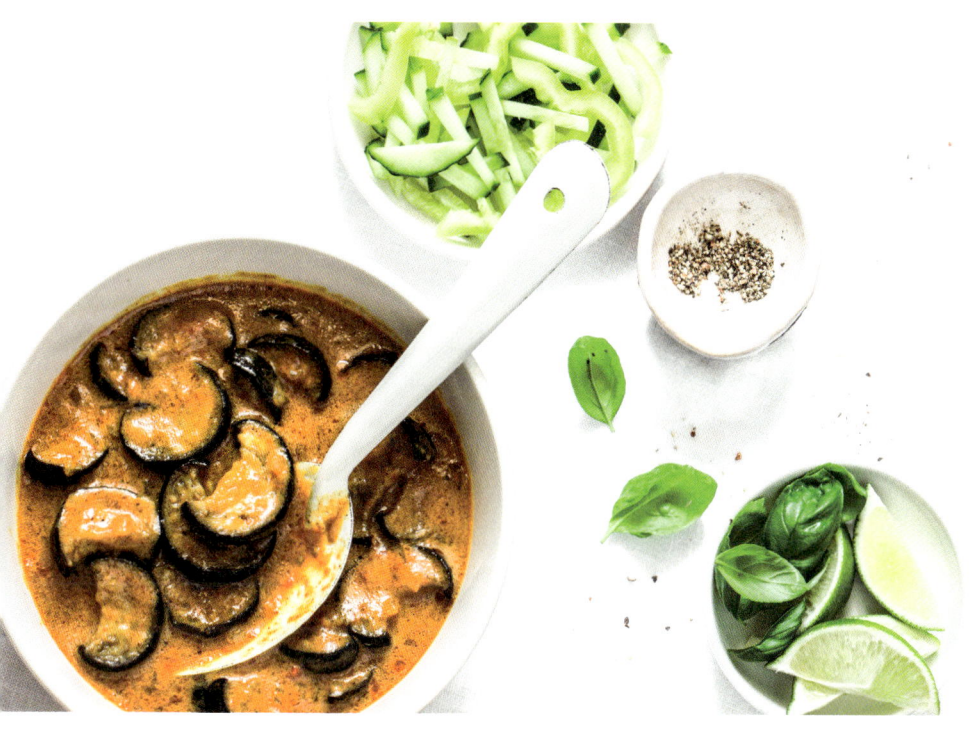

Tipp: Für eine besonders aromatische Note im Gericht können Sie statt des gemahlenen Korianders und Kreuzkümmels ganze Samen verwenden, die Sie in einer beschichteten Pfanne ohne Fett anrösten und dann in einem Mörser zerstoßen.

Erfrischend zum Curry schmeckt ein Gurkensalat, der mit Limettensaft angemacht und mit frischem Basilikum bestreut wird.

Süßkartoffeln mit Grünkohlchips

Für 2 Portionen • Pro Portion: 693 kcal, 20g E, 36g F, 75g KH

100g Grünkohl	**600g Süßkartoffeln**
1 kleiner Zweig Rosmarin	**¼ TL gemahlene Kurkuma**
1 EL Olivenöl	**100g Ziegen-Feta**
Schale und Saft von ½ Bio-Zitrone	**30g Walnusskerne**
Salz, Pfeffer	**1 EL Leinöl**

1. Den Backofen auf 180°C Ober-/Unterhitze (Umluft 160°C) vorheizen.

2. Grünkohl gründlich waschen und die Blätter in mundgerechten Stücken vom Stängel zupfen. Auf einem sauberen Küchenhandtuch ausbreiten, das Handtuch zusammenrollen und den Grünkohl trocken drücken.

3. Rosmarin waschen, trocken schütteln und die Nadeln vom Stängel abstreifen. In einer Schüssel mit Olivenöl, Zitronenschale, Salz und Pfeffer verrühren, den trockenen Grünkohl dazugeben und gut vermischen.

4. Ein Backblech mit Backpapier auslegen, den Grünkohl locker darauf verteilen und 20–25 Minuten bei leicht geöffneter Ofentür (einen hölzernen Kochlöffel zwischen Ofen und Türe stecken, damit die Feuchtigkeit entweichen kann) knusprig backen. Zwischendurch wenden und kontrollieren, ob die Chips schon knusprig genug sind.

5. In der Zwischenzeit die Süßkartoffeln gründlich waschen, längs halbieren und mit den Schnittflächen nach oben in eine feuerfeste Form setzen. Kurkuma in einer Schüssel mit dem Zitronensaft, Salz und Pfeffer verrühren und die Schnittflächen der Süßkartoffeln damit bestreichen.

6. Die Grünkohlchips aus dem Ofen nehmen und beiseite stellen. Süßkartoffeln in den Ofen geben und in 30–45 Minuten (je nach Dicke) weich garen.

7. Ziegen-Feta mit einer Gabel etwas zerpflücken und Walnüsse grob hacken. Süßkartoffeln auf 2 Tellern anrichten, mit Leinöl beträufeln und mit Feta, Nüssen und Grünkohlchips bestreuen.

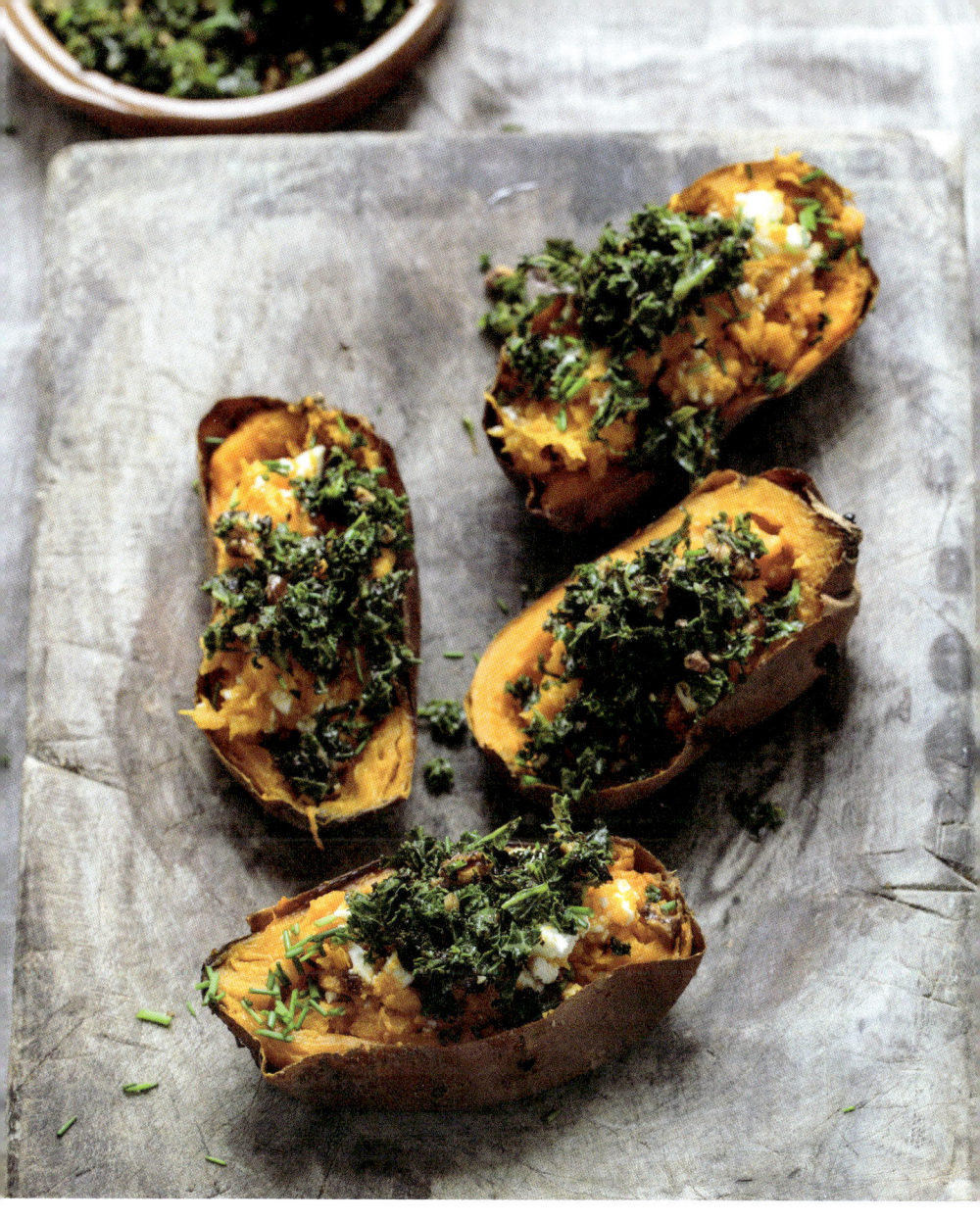

Tipp: Von den Grünkohlchips können Sie auch die doppelte Menge zubereiten (mehr hat auf einem Backblech keinen Platz). Sie sind eine leckere sirtaktive Knabberei!

Tofu-Curry mit Gemüse

Für 2 Portionen • Pro Portion: 562 kcal, 20 g E, 40 g F, 28 g KH

---

500 g grüne Bohnen

1 rote Paprikaschote

1 kleine Chilischote (nach Belieben)

1 Schalotte

1 Knoblauchzehe

1 walnussgroßes Stück Ingwer

200 g Tofu

1 EL Kokosöl

2 EL Madras-Currypulver

200 ml Gemüsebrühe

400 ml cremige Kokosmilch

Salz, Pfeffer

1–2 EL Limettensaft

---

1. Die Bohnen putzen und waschen. Die Paprikaschote waschen, putzen, entkernen und in Streifen schneiden. Chilischote, falls verwendet, waschen, putzen, längs aufschlitzen, die Kerne und Trennhäutchen entfernen und die Schote quer in feine Streifen schneiden.

2. Schalotte, Knoblauch und Ingwer schälen und klein würfeln. Tofu in Würfel schneiden.

3. Das Öl in einer geräumigen Pfanne erhitzen und Schalotte, Knoblauch, Ingwer, gegebenenfalls Chilischote und Currypulver bei milder Hitze anbraten. Bohnen und Paprika dazugeben und unter Rühren anschwitzen.

4. Gemüsebrühe und Kokosmilch angießen und Curry zugedeckt 15 Minuten bei geringer Hitze köcheln lassen, bis die Bohnen weich sind. Tofu dazugeben und weitere 5 Minuten zugedeckt köcheln lassen.

5. Mit Salz, Pfeffer und Limettensaft pikant abschmecken und auf 2 Teller verteilen.

Tipp: Sie können die Tofuwürfel auch in einer Pfanne mit 1 EL Kokosöl knusprig anbraten und über das fertige Curry streuen. Wer Tofu nicht so gerne mag, kann dieselbe Menge Hähnchenbrust oder Lachsfilet in Würfel schneiden und anbraten. In beiden Fällen können Sie Reste vom Curry 1–2 Tage im Kühlschrank aufbewahren.

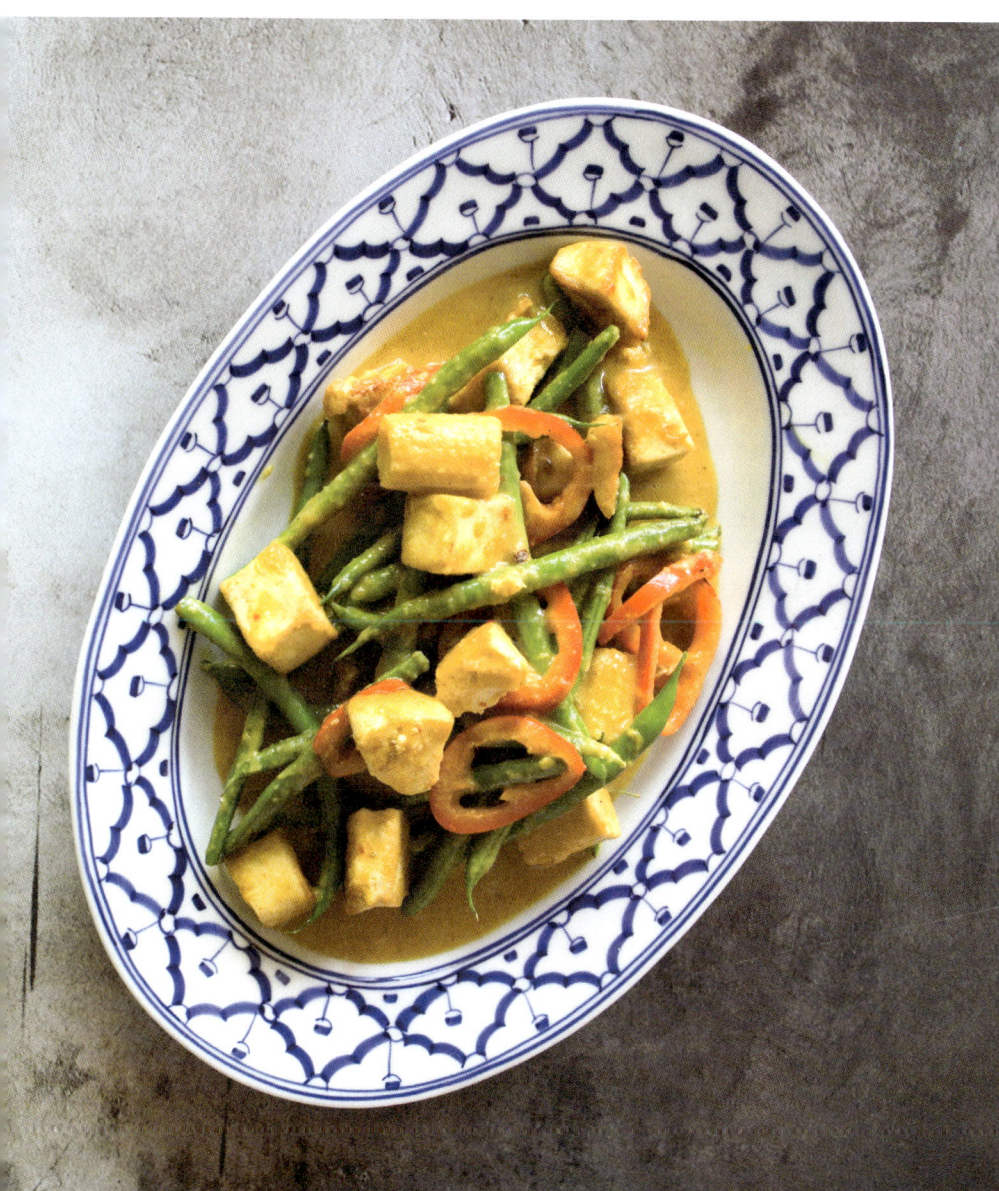

Minestrone – alles grün

Für 8 Portionen • Pro Portion: 208 kcal, 9g E, 16g F, 8g KH

---

1 weiße Zwiebel
1 Stange Lauch (vorbereitet ca. 200 g)
1 EL Olivenöl
2 l Wasser oder Gemüsebrühe
1 kg grünes Gemüse (z. B. je 200 g Brokkoli, Zucchini,
Zuckerschoten im Ganzen, Spinat, grüne Bohnen)
1 TL gemahlene Kurkuma
Salz, Pfeffer
einige Blätter frisches Basilikum

Für das Pesto:
5 Stängel glatte Petersilie (ca. 15 g Blätter)
65 g Parmesan
40 g Kürbiskerne
75 ml Leinöl
getrocknete Chiliflocken (nach Belieben)
Salz, Pfeffer

---

1. Die Zwiebel abziehen und klein würfeln. Lauch putzen, am oberen Ende längs einschneiden, auffächern und gründlich waschen. Lauch dann in Scheiben schneiden.
2. Olivenöl in einem geräumigen Topf erhitzen und die Zwiebel darin goldgelb dünsten. Lauch dazugeben und unter Rühren anbraten. Mit Wasser oder Brühe ablöschen und aufkochen lassen.
3. In der Zwischenzeit das grüne Gemüse waschen, putzen, gegebenenfalls schälen und in mundgerechte Stücke schneiden. In das heiße Wasser geben, die Hitze reduzieren und das Ganze zugedeckt bei geringer Hitze 30 Minuten köcheln lassen. Mit Kurkuma, Salz und Pfeffer würzen.

4. Während die Suppe kocht, das Pesto zubereiten: Petersilie waschen, mit Küchenpapier trocken tupfen und die Blätter von den Stängeln zupfen. Parmesan in Stücke brechen. Mit den übrigen Zutaten für das Pesto in einen Standmixer geben und zu einer ziemlich festen Paste mixen.
5. Zum Servieren die Minestrone in Teller geben und jeweils 1 gehäuften TL Pesto in die Mitte setzen. Mit gewaschenen Basilikumblättern garniert servieren.

Tipp: Wir haben von dieser Suppe gleich mehr gemacht. Denn zum einen schmeckt sie supergut (auch Familie und Gästen), zum anderen kann sie im Kühlschrank aufbewahrt, eingefroren und auch mitgenommen werden.
Wenn Sie das Pesto – zum Beispiel zu einem Buchweizen-Nudelgericht – verwenden wollen: mit Kochwasser oder mehr Leinöl zu einer cremigen Konsistenz verdünnen.

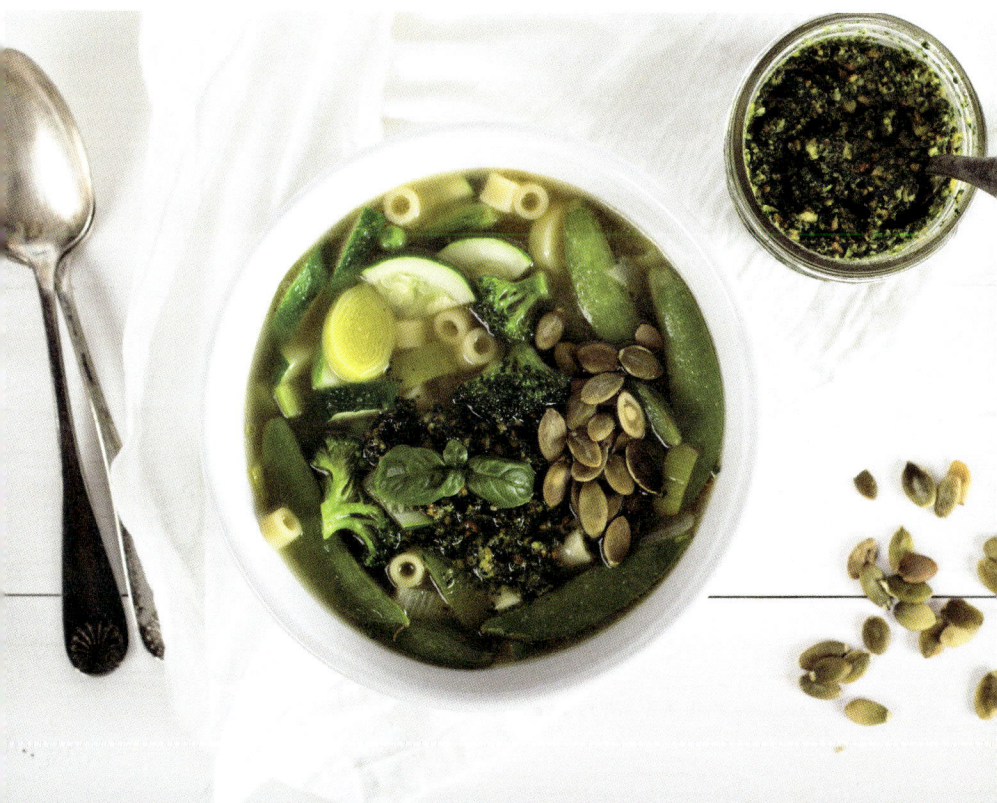

Buchweizen-Bulgur mit Lachs und grünem Gemüse

Für 2 Portionen • Pro Portion: 590 kcal, 32 g E, 24 g F, 59 g KH

---

100 g gepalte Erbsen, TK-Erbsen oder
300 g frische Schoten
150 g Buchweizen-Bulgur
300 ml Gemüsebrühe
½ TL gemahlene Kurkuma
200 g Zucchini
75 g frischer Spinat oder Mangold
2 Scheiben Lachsfilet ohne Haut (à ca. 100 g)
½ Chilischote (nach Belieben)
1 EL Olivenöl
Salz, Pfeffer
½ TL Harissa (nach Belieben)

---

1. Die Erbsen eventuell auftauen lassen. Frische Erbsen in Schoten auslösen und in einem Topf mit Salzwasser in 15 Minuten weich kochen. Durch ein Sieb abgießen und gut abtropfen lassen.

2. Bulgur in ein Sieb füllen, heiß abbrausen und abtropfen lassen. Gemüsebrühe in einem Topf erhitzen, Bulgur und Kurkuma einrühren und offen bei ausgeschaltetem Herd 15 Minuten quellen lassen.

3. Zucchini waschen, putzen und in Scheiben schneiden. Spinat waschen, verlesen und gut abtropfen lassen. Lachs mit Küchenpapier trocken tupfen und in mundgerechte Stücke schneiden. Die Chilischote, falls verwendet, längs aufschlitzen, Kerne und Trennhäutchen entfernen und die Schote in sehr kleine Würfel schneiden.

4. Olivenöl in einer geräumigen beschichteten Pfanne erhitzen und die Lachsstücke darin rundherum anbraten. Mit einem Pfannenheber herausnehmen und warm stellen.

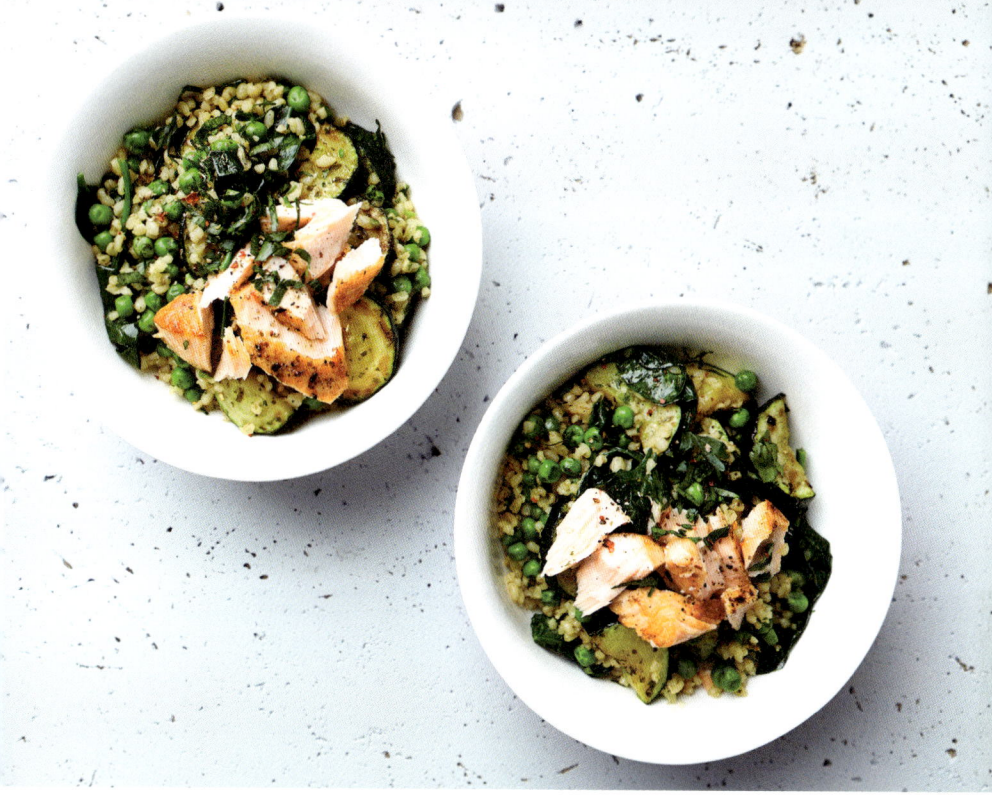

5. Zucchinischeiben – und nach Belieben Chiliwürfel – in die Pfanne geben und bei milder Hitze anbraten. Erbsen und Spinat unterheben und so lange rühren, bis der Spinat zusammengefallen ist. Bulgur mit einer Gabel auflockern und unterheben.

6. Mit Salz, Pfeffer und – wenn Sie gerne scharf essen – Harissa abschmecken, auf 2 Teller verteilen und den Lachs obenauf legen.

Info: Couscous und Bulgur – beides gibt es nicht nur aus Hartweizen, sondern auch aus Buchweizen, was die Körnchen gut verträglich macht. Der Unterschied: Für Bulgur werden die ganzen Körner gedämpft, getrocknet und dann zerkleinert. Für Couscous wird der Grieß befeuchtet, zu Kügelchen gerollt und getrocknet. Bulgur ist grobkörniger und kräftiger im Geschmack, Couscous etwas heller und feiner. Die Zubereitung ist für beide gleich: Körnchen in einem Topf mit der gleichen Menge Wasser aufkochen und dann 5–10 Minuten bei ausgeschaltetem Herd offen quellen lassen.

Buchweizen-Spaghetti mit Lachs

Für 2 Portionen • Pro Portion: 685 kcal, 35 g E, 39 g F, 58 g KH

2 EL Sesamsaat

2 Schalotten

200 g Paprikaschoten (Farbe nach Belieben)

½ grüne Peperonischote

200 g Lachsfilet

Salz, Pfeffer

2 EL Kokosöl

150 g Buchweizen-Nudeln

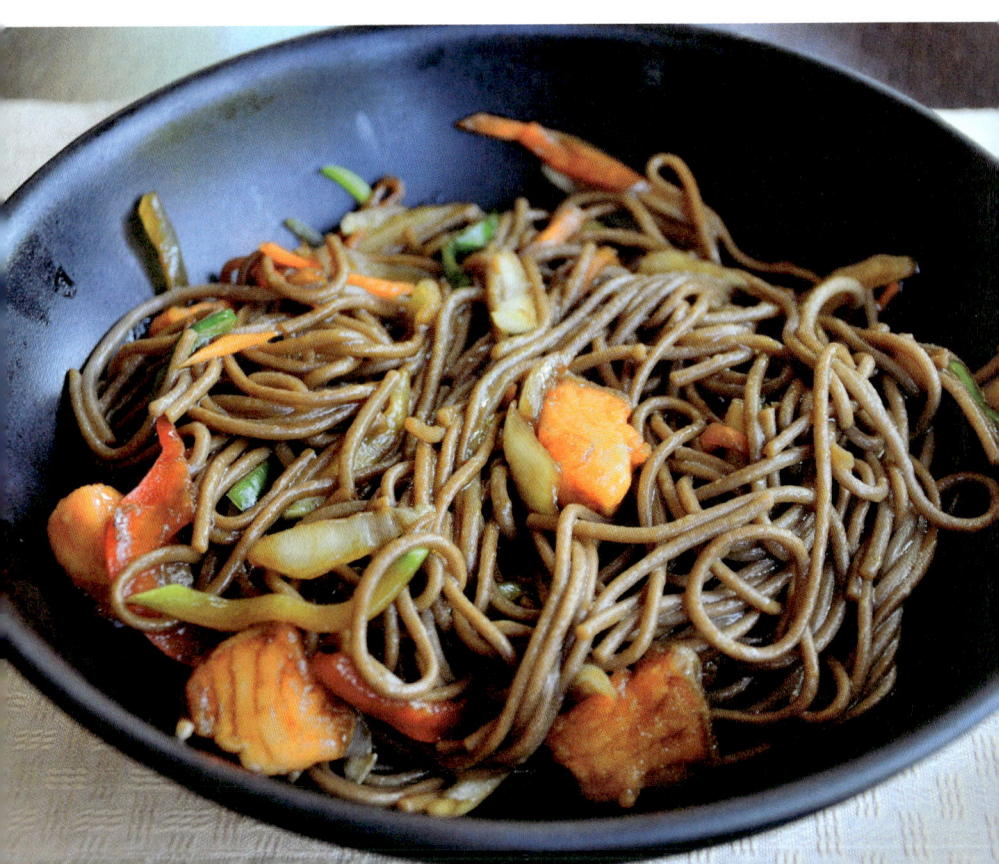

1. Sesamsaat in einer beschichteten Pfanne ohne Fett rösten und beiseite stellen.
2. Schalotten abziehen und längs in feine Streifen schneiden. Paprikaschoten waschen, putzen und ebenfalls längs in feine Streifen schneiden. Peperoni waschen, längs aufschneiden, Kerne und Trennhäutchen entfernen und Schote in feine Streifen schneiden. Das Lachsfilet mit Küchenpapier trocken tupfen, salzen, pfeffern und in mundgerechte Würfel schneiden.
3. Kokosöl in einer Pfanne erhitzen und Schalotten-, Peperoni- und Paprikastreifen unter Rühren 5 Minuten anbraten. Das Gemüse an den Pfannenrand schieben und die Lachswürfel in die Mitte der Pfanne geben. Kräftig anbraten und dabei einige Male wenden. Pfanne zugedeckt warm stellen.
4. Buchweizennudeln in einem Topf mit reichlich Salzwasser nach Packungsanleitung bissfest garen. Anschließend durch ein Sieb abgießen und gut abtropfen lassen. Mit dem Pfanneninhalt vermischen und mit Sesamsaat bestreut servieren.

Tipp: Buchweizennudeln sind, wie andere getreidefreie Teigwaren auch, empfindlicher, was die Kochzeit betrifft. Wir bereiten daher die Sauce als Erstes fertig zu und dann erst die Nudeln, damit sie nicht klebrig werden.

Info: In Japan kennt man Buchweizennudeln schon lange unter dem Namen Soba. Sie werden dort oft und gerne gegessen, im Sommer sogar eisgekühlt. Zu Silvester sind Soba ein Muss, da das Essen von langen Nudeln ein langes Leben bescheren soll. In New York City gibt es eine Menge Sobaya, so heißen die Restaurants und Take-aways, in denen diese Buchweizennudeln angeboten werden.

Buchweizen-Couscous mit Garnelen

Für 2 Portionen • Pro Portion: 550 kcal, 28 g E, 10 g F, 75 g KH

100 g gepalte Erbsen, TK-Erbsen oder
   300 g frische Schoten
1 Stange Lauch
150 g Möhren
3 Kapseln Kardamom
1 EL Olivenöl
400 ml Gemüsebrühe
200 g feiner Buchweizen-Couscous
je ½ TL Currypulver und gemahlener
   Kreuzkümmel
200 g Garnelen, gekocht und geschält
Salz, Pfeffer

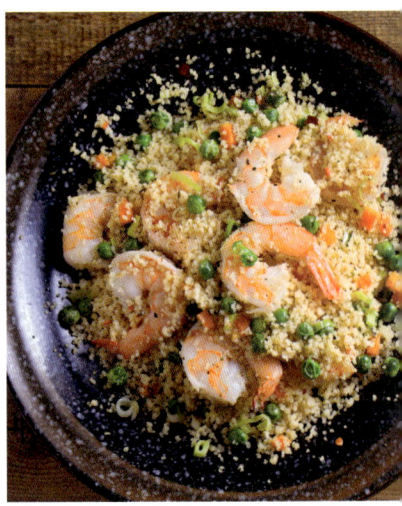

1. Die Erbsen eventuell auftauen lassen. Frische Erbsen in Schoten auslösen und in einem Topf mit Salzwasser in 15 Minuten weich kochen. Durch ein Sieb abgießen und abtropfen lassen.

2. In der Zwischenzeit den Lauch putzen, längs aufschlitzen, am oberen Ende auffächern und gründlich waschen. Dann in feine Ringe schneiden. Die Möhren schälen, putzen und klein würfeln. Kardamomkapseln behutsam öffnen und die Samen herausnehmen.

3. Öl in einer geräumigen Pfanne erhitzen und Lauch, Möhren und Kardamomsamen unter Rühren etwa 5 Minuten anbraten. Mit Gemüsebrühe ablöschen. Erbsen, Couscous, Currypulver und Kreuzkümmel einrühren und aufkochen lassen.

4. Bei ausgeschalteter Herdplatte 5 Minuten offen quellen lassen. Gegen Ende der Quellzeit die Garnelen unterheben und erwärmen. Couscous mit einer Gabel auflockern und mit Salz und Pfeffer abschmecken.

Schellfisch mit Tomatenwürfeln

Für 2 Portionen • Pro Portion: 509 kcal, 44 g E, 31 g F, 12 g KH

600 g Fleischtomaten
2 Knoblauchzehen
2 Stängel glatte Petersilie
2 EL Olivenöl
2 EL Tomatenmark
2 Scheiben Schellfisch oder
Kabeljau (à ca. 200 g)
Salz, Pfeffer
2 EL Leinöl

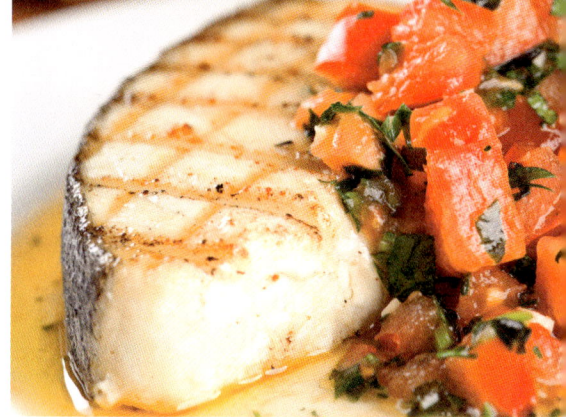

1. Die Tomaten waschen, halbieren und Kerne und Stielansätze entfernen. Das Fruchtfleisch würfeln. Knoblauchzehen abziehen und sehr klein würfeln. Petersilie waschen, mit Küchenpapier trocken tupfen, die Blätter von den Stängeln zupfen und hacken.
2. 1 EL Olivenöl in einem Topf erhitzen und Knoblauch und Petersilie darin etwas anbraten. Tomatenmark einrühren und kurz rösten, damit sich sein Aroma entfalten kann.
3. Tomaten dazugeben und bei kleiner Hitze köcheln lassen, bis die Flüssigkeit der Tomaten nahezu verdampft ist.
4. In der Zwischenzeit die Fischstücke mit Küchenpapier trocken tupfen, salzen und pfeffern. Das restliche Olivenöl in einer Grillpfanne erhitzen und den Fisch bei schwacher Hitze von beiden Seiten je 3 Minuten braten.
5. Fisch auf 2 Tellern anrichten, die Tomatenwürfel daneben setzen und das Leinöl darüber träufeln.

Gebackene Auberginen mit Granatapfelkernen

Für 2 Portionen • Pro Portion: 395 kcal, 17 g E, 23g F, 21 g KH

600 g Auberginen	**3 Stängel glatte Petersilie**
1 Zitrone	**oder 2 EL TK-Petersilie**
½ TL gemahlene Kurkuma	**250 g Quark (20 % Fett)**
Salz, Pfeffer	**1 EL Leinöl**
1 EL Olivenöl	**½ Granatapfel**
	(ca. 100 g Granatapfelkerne)

1. Den Backofen auf 180 °C Ober-/Unterhitze (Umluft 160 °C) vorheizen.

2. Die Auberginen waschen, putzen und längs halbieren. Mit der Schnittfläche nach oben auf ein mit Backpapier ausgelegtes Backblech oder in eine feuerfeste Form legen.

3. Eine Hälfte der Zitrone auspressen. Saft in einer Schüssel mit Kurkuma, Salz, Pfeffer und Olivenöl verrühren und die Schnittflächen der Auberginen damit bestreichen. Auberginen 30–35 Minuten im Ofen backen, bis das Fruchtfleisch weich ist.

4. In der Zwischenzeit die Petersilie waschen, trocken schütteln, die Blätter von den Stängeln zupfen und hacken. (Tiefgekühlte Petersilie auftauen lassen.) Quark in einer Schüssel mit ⅓ der Petersilie, etwas Salz und Pfeffer sowie Leinöl verrühren. Mit dem Saft der restlichen Zitrone abschmecken.

5. Den ½ Granatapfel entkernen: dazu mit der Schnittfläche nach unten über eine Schüssel halten. Zuerst mit der schmalen Seite eines Kochlöffels rundherum abklopfen, dann mit der flachen Seite. Die Kerne fallen dann einfach in die Schüssel.

6. Auberginen auf 2 Tellern anrichten und mit Petersilie und Granatapfelkernen bestreut servieren. Den Quark getrennt dazu reichen.

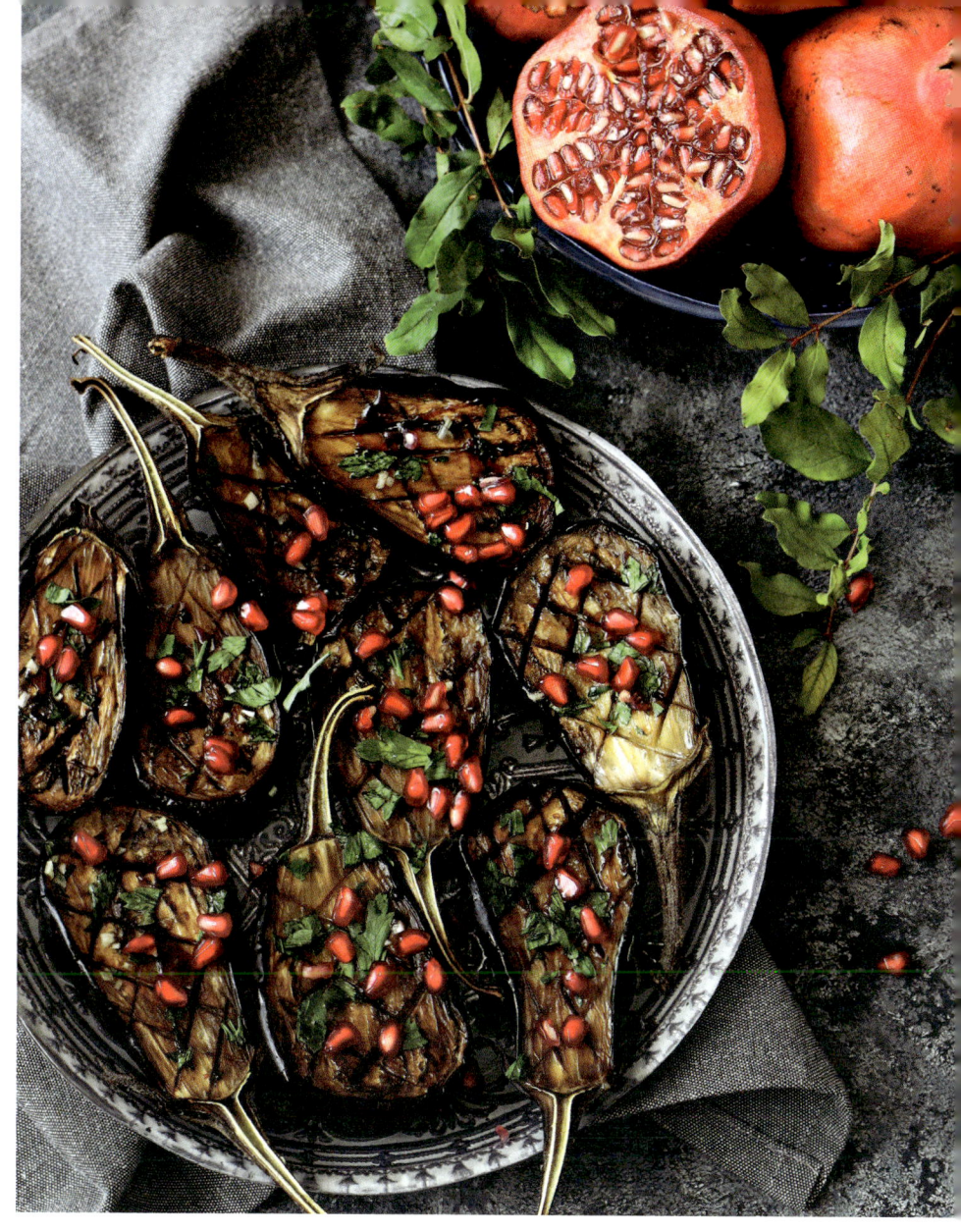

Tipp: Genauso wie die Auberginen können Sie auch Zucchini nach diesem Rezept zubereiten.

Buchweizen mit gebratenem Rosenkohl

Für 2 Portionen • Pro Portion: 525 kcal, 17 g E, 26 g F, 54 g KH

100 g Buchweizen
250 ml Wasser oder Gemüsebrühe
500 g Rosenkohl
2 Stängel glatte Petersilie oder 2 EL TK-Petersilie
30 g Walnusskerne
2 EL Kokosöl
1–2 TL Currypulver
25 g getrocknete Cranberrys
Salz, Cayennepfeffer

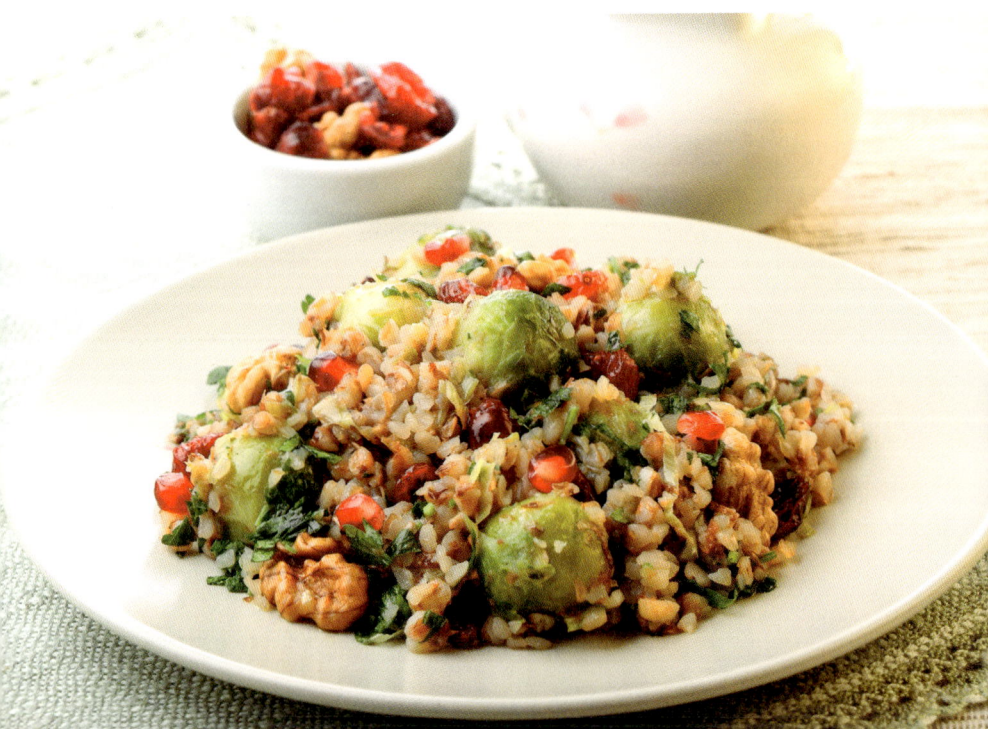

1. Buchweizen in ein Sieb geben, heiß abbrausen und abtropfen lassen. 220 ml Wasser oder Gemüsebrühe in einem Topf zum Kochen bringen, den Buchweizen hineingeben und 10 Minuten bei geringer Hitze offen quellen lassen. Vom Herd nehmen, mit einer Gabel auflockern und ausdampfen lassen.

2. In der Zwischenzeit den Rosenkohl putzen, waschen und größere Köpfchen halbieren. Petersilie waschen, trocken schütteln, die Blätter von den Stängeln zupfen und grob hacken.

3. Walnusskerne hacken und in einer geräumigen beschichteten Pfanne (der Rosenkohl soll später darin Platz haben) ohne Fett rösten, auf einen kleinen Teller geben und beiseite stellen.

4. Kokosöl in der heißen Pfanne erhitzen, den Rosenkohl hineingeben und bei mittlerer Hitze 10–12 Minuten unter häufigem Wenden anbraten. Mit Currypulver bestäuben und das restliche Wasser oder die Gemüsebrühe angießen. So lange einkochen lassen, bis die Flüssigkeit komplett verdampft ist.

5. Cranberrys, Walnusskerne, Buchweizen und Petersilie unterheben und mit Salz und Cayennepfeffer abschmecken.

Tipp: Wenn etwas übrig bleibt oder Sie nur 1 Portion gegessen haben, können Sie den Rest im Handumdrehen zu einem Salat verarbeiten: 1 EL Leinöl in einer Schüssel mit 2 EL Zitronensaft verquirlen und untermischen. Nach Belieben noch mit Leinsamen bestreuen – super-sirty!

Gebratener Lachs mit Zitronenspinat

Für 2 Portionen • Pro Portion: 502 kcal, 35 g E, 40 g F, 3 g KH

300 g Lachsfilet mit Haut
schwarzer Pfeffer aus der Mühle
2 EL Kokosöl
250 g frischer Baby-Spinat
1 walnussgroßes Stück Ingwer
20 g Walnusskerne
Salz
2–3 EL Zitronensaft
1 EL rote Beeren (nach Belieben)

1. Lachsfilet waschen, mit Küchenpapier trocken tupfen, quer in 4 Stücke schneiden und pfeffern.

2. 1 EL Kokosöl in einer Pfanne bei mittlerer Temperatur erhitzen, die Lachsstücke mit der Haut nach unten hineingeben und etwa 20 Minuten braten, bis die Oberfläche glasig erscheint.

3. In der Zwischenzeit den Spinat waschen, verlesen und in einem Sieb abtropfen lassen. Den Ingwer schälen und in kleine Würfel schneiden, die Walnusskerne hacken.

4. Das restliche Kokosöl in einem flachen, geräumigen Topf mit Deckel erhitzen. Ingwer und Walnüsse darin leicht anbraten und den Spinat unterrühren. 1–2 Minuten zugedeckt dämpfen, bis der Spinat zusammengefallen ist.

5. Spinat mit Salz, Pfeffer und Zitronensaft abschmecken, auf 2 Tellern anrichten und den Lachs darauf verteilen. Nach Belieben mit roten Beeren bestreuen.

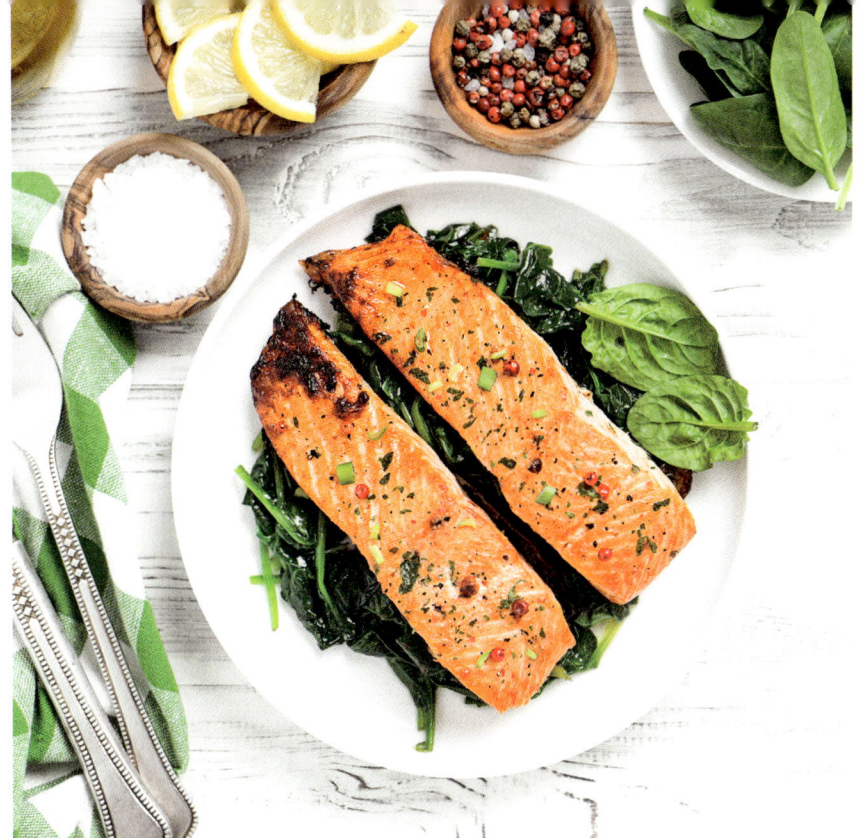

Info: Popeye hatte recht: Spinat ist super für die Muskeln. Aber nur, wenn er möglichst frisch zubereitet und verzehrt wird. Die Erntezeit bei uns ist von April bis November. In der übrigen Zeit gibt es Importware – oder Sie greifen zu tiefgekühltem Blattspinat.

Der junge Frühlingsspinat, dessen Saison schon im April beginnt, wird auch gerne Babyspinat genannt. Er hat superzarte Blätter und muss kaum geputzt werden. Sie können ihn auch roh essen – im Salat oder püriert im Smoothie. Die empfindlichen Blätter mögen die Salatschleuder gar nicht, lieber werden sie behutsam mit einem Küchentuch trocken getupft. Bei der Zubereitung als Blattspinat Vorsicht: Junger Spinat ist schon nach 1–2 Minuten fertig gedämpft. Der im Geschmack kräftigere Winterspinat braucht dagegen etwas länger – etwa 2–3 Minuten.

Rote-Bete-Buchweizen-Risotto

Für 2 Portionen • Pro Portion: 460 kcal, 17 g E, 16 g F, 66 g KH

4 Lauchzwiebeln

200 g frische Rote Bete

1 EL Olivenöl

600 ml Gemüsebrühe

1 TL Kümmel

150 g Buchweizen

40 g Parmesan

1 Kästchen Kresse

Salz, Pfeffer

1–2 EL Zitronensaft

20 g Butter

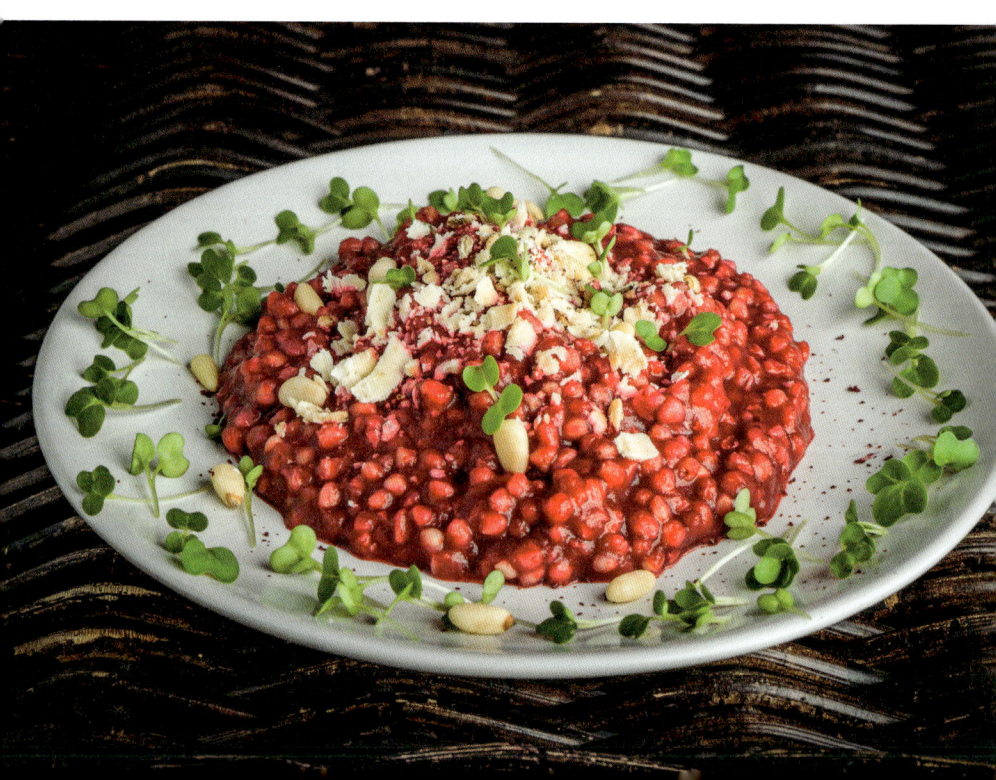

1. Die Lauchzwiebeln putzen, waschen und mit viel Grün in schmale Ringe schneiden. Die Roten Beten schälen (am besten schützen Sie Ihre Hände mit Einmalhandschuhen – die rote Farbe haftet hartnäckig) und in 5 mm große Würfel schneiden.

2. Olivenöl in einem Topf erhitzen und die Lauchzwiebeln darin andünsten. Rote Bete, Gemüsebrühe und Kümmel dazugeben und zugedeckt 15 Minuten bei geringer Hitze nicht ganz weich kochen.

3. Buchweizen in ein Sieb schütten, heiß abbrausen und abtropfen lassen. Zur Roten Bete geben und bei geringer Hitze in 15–20 Minuten weich kochen.

4. In der Zwischenzeit den Parmesan grob reiben oder in kleine Stücke zerkrümeln. Die Kresse waschen, gut trocken schütteln und mit einer Schere vom Flies schneiden.

5. Die Hälfte des Parmesans in das Risotto rühren, mit Salz, Pfeffer und Zitronensaft abschmecken und am Schluss noch die Butter unterrühren.

6. Risotto auf 2 Teller verteilen und mit dem restlichen Parmesan und der Kresse bestreut servieren.

Tipp: Statt des Parmesans obenauf können Sie auch je Teller 2 EL saure Sahne auf den Risotto löffeln.

Galette mit Zucchini und Erbsen

Für 2 Portionen • Pro Portion: 450 kcal, 10 g E, 26 g F, 41 g KH

Für den Teig:

200 g Buchweizenmehl

100 g kalte Butter

1 Prise Salz

½ TL gemahlene Kurkuma

10 g Weizenmehl zum Arbeiten

Für den Belag:

100 g Naturjoghurt (am besten von Schaf oder Ziege)

3 Lauchzwiebeln

150 g Zucchini

100 g gepalte frische Erbsen oder TK-Erbsen

75 g Schafskäse

---

1. Backofen auf 180 °C Ober-/Unterhitze (Umluft 160 °C) vorheizen.
2. Für den Teig Buchweizenmehl, Butter in kleinen Stücken, Kurkuma und 50 ml Wasser in eine Schüssel geben und mit den Knethacken des Handrührgeräts oder mit den Händen zu einem weichen Teig verarbeiten.
3. Backpapier auf der Arbeitsfläche ausbreiten und mit Mehl bestäuben. Den Teig daraufgeben und platt drücken. Mit Frischhaltefolie bedecken und zu einem Kreis mit ca. 30 cm Ø ausrollen. (Durch die Folie kann nichts ankleben.)
4. Teig mit dem Joghurt bestreichen. Lauchzwiebeln putzen, waschen und mit viel Grün in feine Ringe schneiden. Auf dem Joghurt verteilen. Zucchini waschen, putzen, in dünne Scheiben schneiden und auf die Galette legen. Erbsen und gewürfelten Schafskäse darüberstreuen.
5. Teigränder mithilfe des Backpapiers über den Belag klappen und Galette mit dem Backpapier auf ein Backblech ziehen. 20–22 Minuten im Ofen backen, bis der Teig an den Rändern goldbraun ist.

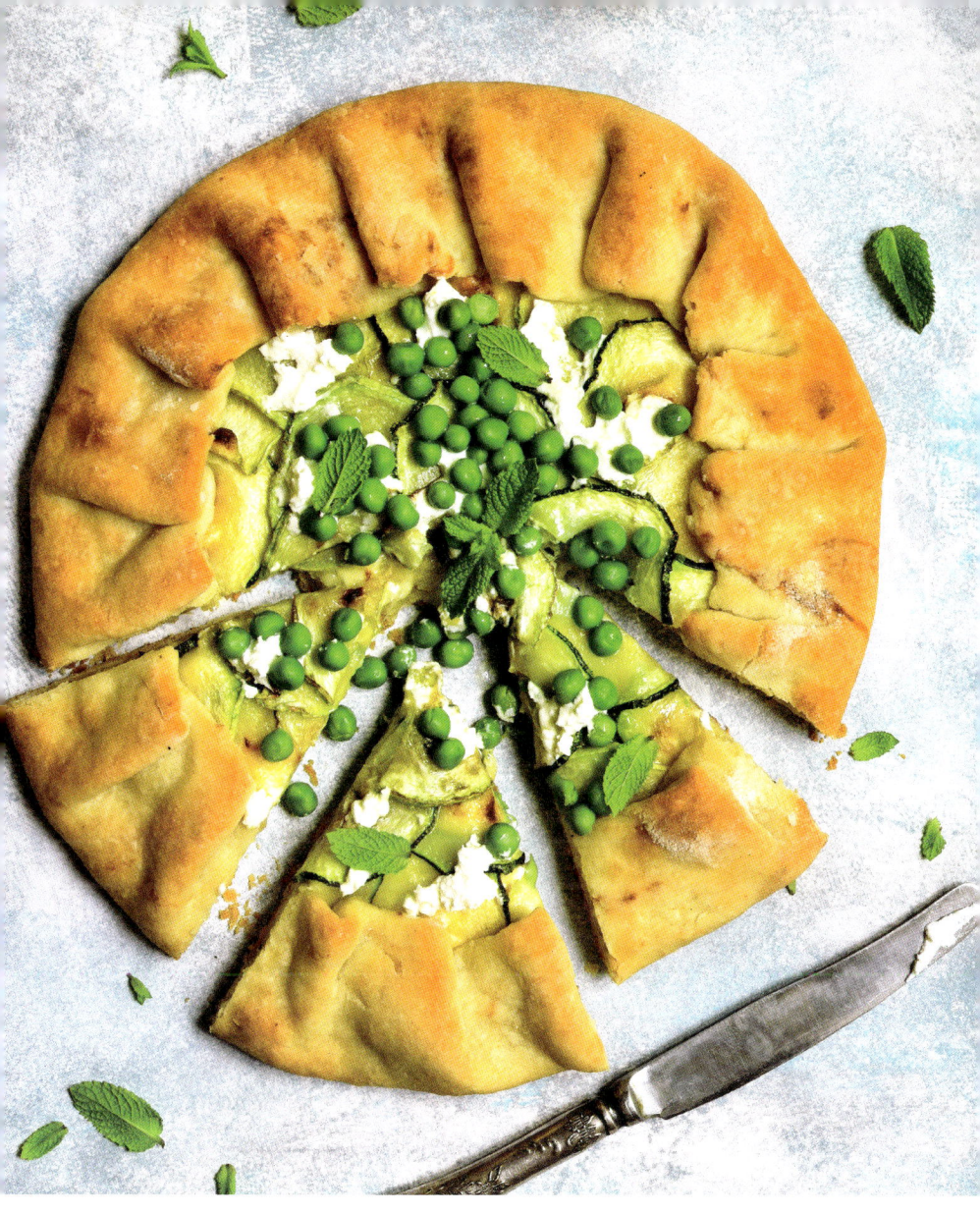

Info: Galettes werden die französischen Crêpes in der Bretagne genannt. Sie sind aus Buchweizenmehl und damit ziemlich sirtaktiv. Man kann sie hauchdünn backen oder wie hier in einer etwas rustikaleren Variante einklappen.

SALATE ALS HAUPTGERICHT

Erdbeersalat mit Rucola und Ziegenkäse

Für 2 Portionen • Pro Portion: 495 kcal, 15 g E, 42 g F, 12 g KH

75 g Rucola
250 g Erdbeeren
2 EL heller Balsamessig
2 EL Walnuss- oder Leinöl
Salz, Pfeffer
40 g Walnusskerne
100 g Ziegenfrischkäse
1 EL Leinsamen

1. Rucola waschen, verlesen und gut abtropfen lassen oder trocken schleudern. Erdbeeren waschen, entstielen und halbieren oder vierteln.
2. Aus Essig, Öl, Salz und Pfeffer mit dem Schneebesen in einer Salatschüssel ein cremiges Dressing rühren. Erdbeeren und Rucola unterheben und 5 Minuten ziehen lassen.
3. Salat auf 2 Teller geben, die Walnusskerne und den Frischkäse in kleinen Flocken darauf verteilen. Mit Leinsamen bestreut servieren.

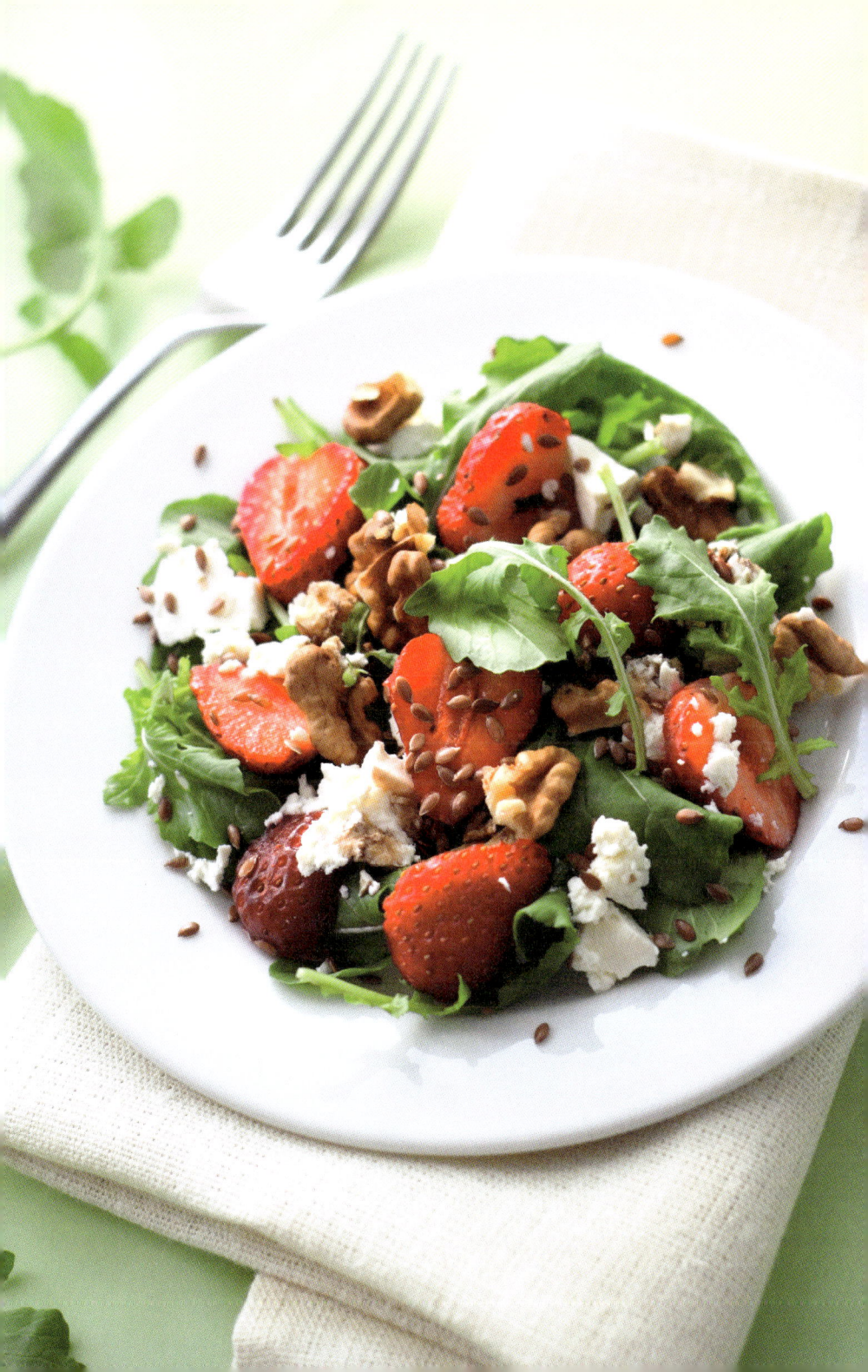

Paprika-Grillsalat mit Oliven und Kapern

Für 2 Portionen • Pro Portion: 299 kcal, 6 g E, 20 g F, 19 g KH

750 g rote und gelbe Paprikaschoten
½ Peperonischote (nach Belieben)
2–3 Knoblauchzehen
2 EL Olivenöl
2 EL weißer Essig
10 schwarze entsteinte Oliven (ca. 50 g)
6 Kapernäpfel (ca. 50 g)
1 Msp. Chilipulver oder mehr (nach Belieben)
Meersalz
schwarzer Pfeffer aus der Mühle
4 Stängel glatte Petersilie

1. Paprikaschoten waschen, längs halbieren, putzen und quer in 1 cm breite Streifen schneiden. Peperonischote, falls verwendet, waschen, längs halbieren, entkernen und Trennhäutchen entfernen. Schote quer in feine Streifen schneiden. Knoblauchzehen nicht schälen, aber mit der stumpfen Seite auf die Arbeitsplatte drücken, sodass die Schale aufplatzt.

2. Die vorbereiteten Zutaten in eine Salatschüssel geben und mit dem Olivenöl vermischen. Auf einem Backblech verteilen und 30 Minuten bei 200 °C Ober-/Unterhitze (Umluft 180 °C) im Ofen rösten. (Der Backofen muss nicht vorgeheizt werden.)

3. In der Zwischenzeit Essig, Oliven, Kapernäpfel und Gewürze in die Salatschüssel geben und verrühren. Petersilie waschen, mit Küchenpapier trocken tupfen, die Blätter von den Stängeln zupfen und hacken.

4. Das Gemüse vom Backblech in die Salatschüssel geben und alles gut vermischen. Salat mit Petersilie bestreut lauwarm servieren.

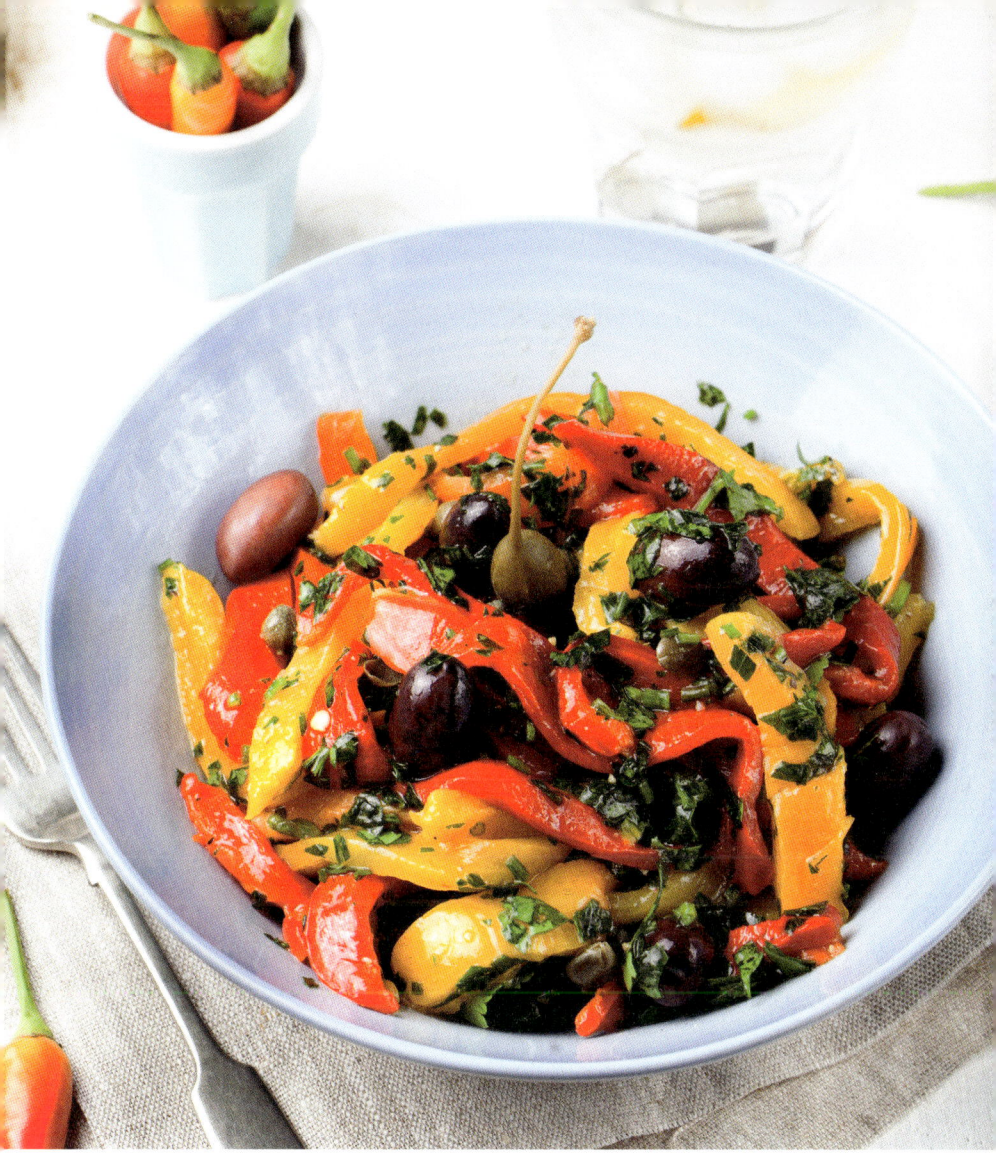

Tipp: 2 eingelegte und klein geschnittene Sardellen geben ein pfiffiges Aroma. Sie können ersatzweise auch 1–2 TL Sardellenpaste mit dem Essig verrühren. Der abgekühlte Salat eignet sich gut zum Mitnehmen oder als Beilage zum Beispiel zu gebratenen Hähnchenfilets.

Grünkohl-Quinoa-Salat mit Nüssen und Feta

Für 4 Portionen • Pro Portion: 488 kcal, 14 g E, 32 g F, 29 g KH

150 g rote Quinoa

350 ml Gemüsebrühe

Saft von 1 Zitrone

4 EL Leinöl

Salz, schwarzer Pfeffer

½ TL gemahlene Kurkuma

2 EL Ahornsirup oder Honig

200 g Grünkohl

60 g Walnusskerne

125 g Feta

1. Quinoa in ein Sieb geben, mit heißem Wasser abbrausen, abtropfen lassen und mit der Brühe in einen kleinen Topf geben. Aufkochen lassen und 15 Minuten bei geringer Hitze zugedeckt garen. Anschließend mit einer Gabel auflockern und offen ausdampfen lassen.

2. Die Zitrone auspressen. In einer Salatschüssel Zitronensaft, Leinöl, Salz, Pfeffer, Kurkuma und Ahornsirup mit dem Schneebesen verrühren.

3. Vom Grünkohl die harten Stängel entfernen, die Blätter abbrausen, trocken schütteln und in sehr schmale Streifen schneiden. Unter die Marinade heben und ziehen lassen – je länger der Grünkohl ziehen kann, desto zarter wird er.

4. Walnusskerne grob hacken und in einer beschichteten Pfanne ohne Fett anrösten. Feta in Würfel schneiden.

5. Quinoa unter den Grünkohl heben und den Salat mit Walnüssen und Feta bestreut servieren oder zum Mitnehmen in einen Behälter füllen. Sie können den Salat auch 2–3 Tage im Kühlschrank aufbewahren.

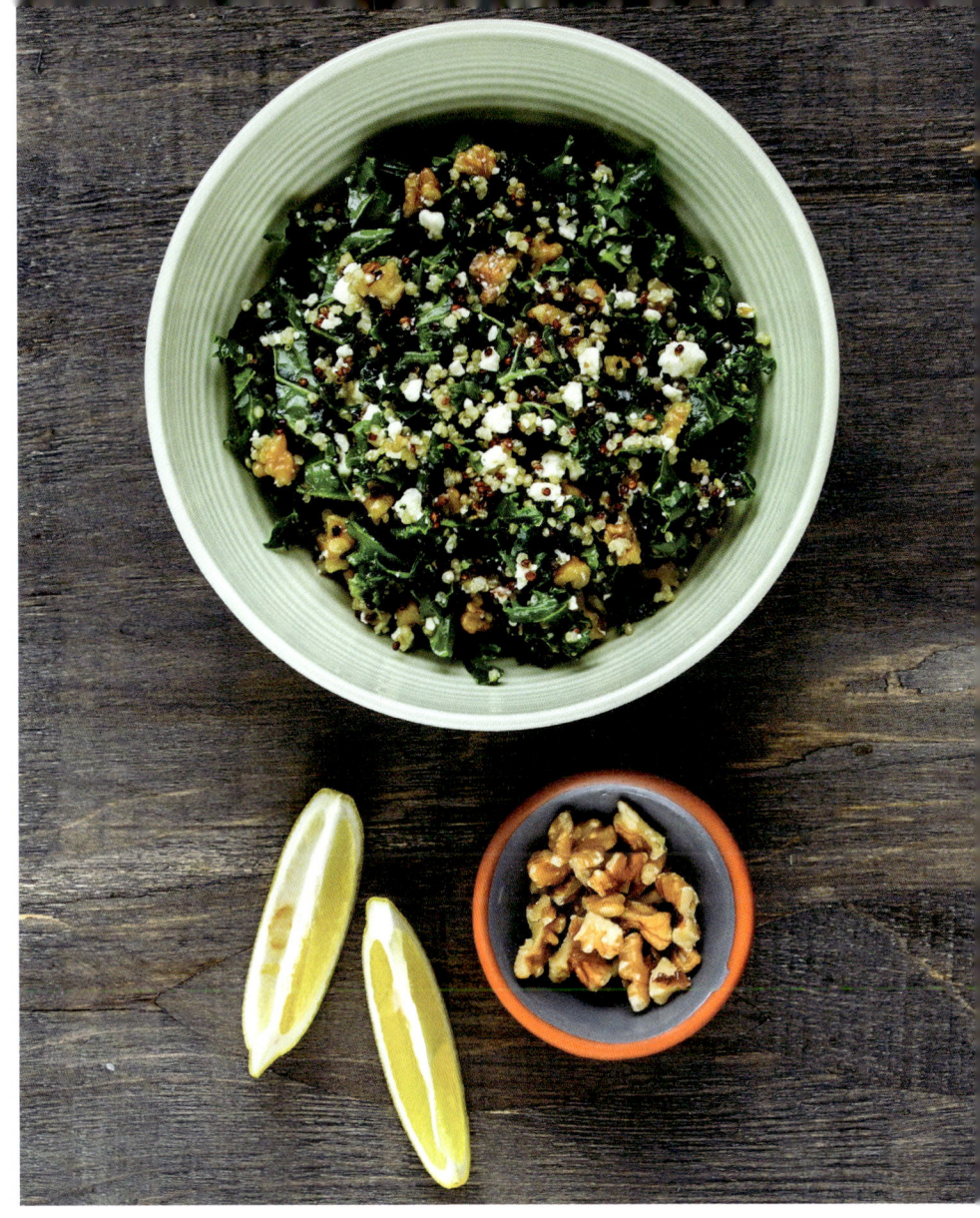

Tipp: Die Grünkohlblätter von den harten Rippen zu entfernen geht ganz einfach: mit einer Hand den Stiel festhalten und mit der anderen Hand die Blätter von unten nach oben abstreifen. Blätter übereinanderlegen, aufrollen und in Streifen schneiden.

Rucola-Avocado-Salat

Für 2 Portionen • Pro Portion: 440 kcal, 9 g E, 36 g F, 17 g KH

---

70 g Rucola

1 rote Zwiebel oder 2 Schalotten

½ Bio-Zitrone

2 EL Leinöl

1 EL Dattelsirup (Seite 26 oder Fertigprodukt)

¼ TL gemahlene Kurkuma

Salz, Pfeffer

20 g Kürbiskerne

100 g Radieschen

100 g Cocktailtomaten

1 reife Avocado

1 EL Sesam- oder Leinsaat

---

1. Rucola verlesen, waschen und gut abtropfen lassen oder trocken schleudern. Die Zwiebel abziehen und in Scheiben schneiden. Die Zitrone waschen, 1 EL Schale abraspeln und die halbe Frucht auspressen.

2. Aus Zitronensaft und -schale, Leinöl, Dattelsirup, Kurkuma, Salz und Pfeffer in einer Salatschüssel mit dem Schneebesen ein Dressing rühren. Die Zwiebel unterheben.

3. Die Kürbiskerne – nach Belieben – in einer beschichteten Pfanne ohne Fett anrösten.

4. Radieschen waschen, putzen und je nach Größe vierteln oder in Scheiben schneiden. Die Tomaten waschen und halbieren.

5. Avocado halbieren, den Kern entfernen, das Fruchtfleisch mit einem Esslöffel aus der Schale heben und in Scheiben schneiden.

6. Rucola, Radieschen und Tomaten zum Dressing geben und gut durchmischen. Die Avocadoscheiben obenauf legen und den Salat mit Kürbiskernen und Sesamsaat bestreut servieren.

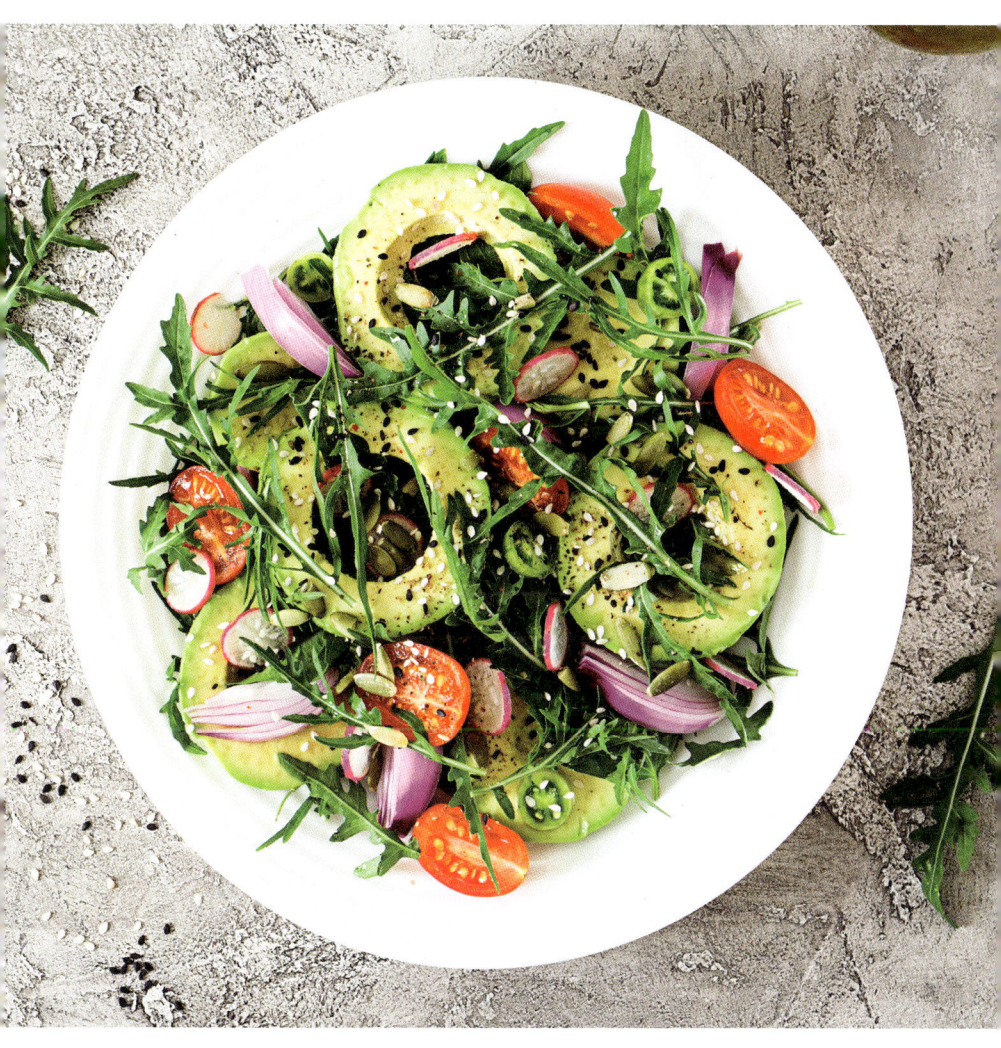

Quinoa-Salat mit Brokkoli und Süßkartoffeln

Für 4 Portionen • Pro Portion: 390 kcal, 13 g E, 12 g F, 56 g KH

250 g bunte Quinoa
550 ml Gemüsebrühe
400 g Brokkoli
250 g Süßkartoffeln
100 g Cocktailtomaten
2 Zweige Thymian
½ Zitrone
2 EL Walnuss- oder Olivenöl
½ TL gemahlene Kurkuma
1 EL scharfer Senf
Salz, schwarzer Pfeffer

1. Quinoa in ein Sieb geben, heiß abbrausen und abtropfen lassen. Mit der Gemüsebrühe in einen Topf füllen, aufkochen und 15 Minuten bei geringer Hitze köcheln lassen. Anschließend vom Herd nehmen und 15 Minuten quellen lassen.

2. Brokkoli waschen und die Köpfchen in mundgerechten Stücken vom Stiel schneiden. Stiel wenn nötig schälen und in etwa 1 cm große Würfel schneiden. Süßkartoffeln schälen und ebenfalls in 1 cm große Würfel schneiden.

3. 500 ml Wasser in einen Topf füllen, den Dampfgareinsatz hineingeben und Brokkoli- und Süßkartoffelwürfel darin 10 Minuten dämpfen. Die Brokkoliköpfchen dazugeben und alles weitere 5 Minuten dämpfen.

4. Tomaten waschen und halbieren. Thymian waschen, gut trocken schütteln und die Blätter entgegen der Wuchsrichtung von den Stängeln streifen. Die halbe Zitrone auspressen.

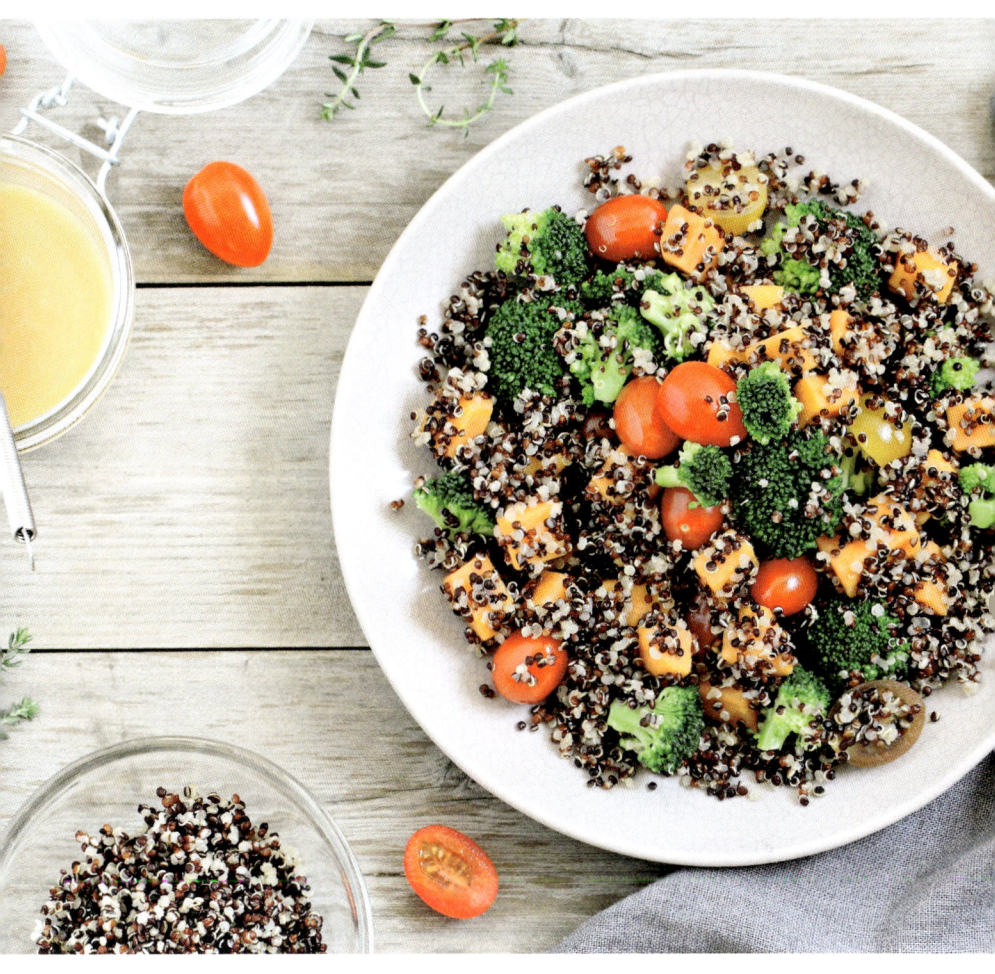

5. Aus Zitrone, Öl, Kurkuma, Senf, Salz und Pfeffer mit dem Schneebesen in einer Salatschüssel ein cremiges Dressing rühren. Quinoa, Gemüse und Thymian unterheben und lauwarm oder abgekühlt servieren.

Tipp: Wenn etwas übrig bleibt: Der Salat kann im Kühlschrank aufbewahrt werden und hat am nächsten Tag ein noch intensiveres Aroma.

Spinatsalat mit Brokkoli und Roter Bete

Für 2 Portionen • Pro Portion: 404 kcal, 16 g E, 24 g F, 28 g KH

---

75 g junger Spinat
200 g Brokkoli
100 g vorgekochte Rote Bete
30 g Kürbiskerne oder Sonnenblumenkerne
30 g getrocknete Cranberrys
1 reife Avocado
1 Knoblauchzehe
½ Zitrone
150 g Bio-Joghurt
50 ml Mandeldrink (ungesüßt)
Salz, Cayennepfeffer
1–2 TL scharfer Senf (nach Belieben)

---

1. Den Spinat waschen, verlesen und gut abtropfen lassen oder in einer Salatschleuder trocken schleudern. Vom Brokkoli die Köpfchen abtrennen, waschen und in mundgerechte Stücke abschneiden. (Den Stiel anderweitig, zum Beispiel für einen Smoothie, verwenden.) Die Rote Bete würfeln.

2. Die vorbereiteten Zutaten in einer Salatschüssel vermischen und mit Kürbiskernen und Cranberrys bestreuen. (Kürbiskerne nach Belieben zuvor in einer beschichteten Pfanne ohne Fett rösten – das verstärkt ihr Aroma.)

3. Für das Dressing die Avocado halbieren, den Kern entfernen und das Fruchtfleisch mit einem Löffel herausheben. Die Knoblauchzehe schälen und durch eine Presse drücken. Die Zitrone auspressen.

4. Avocadofruchtfleisch, Knoblauch, Zitronensaft, Joghurt und Mandeldrink in eine hohe Schüssel geben und mit dem Stabmixer cremig pürieren. Alternativ einen Smoothiemaker oder Mixer verwenden.

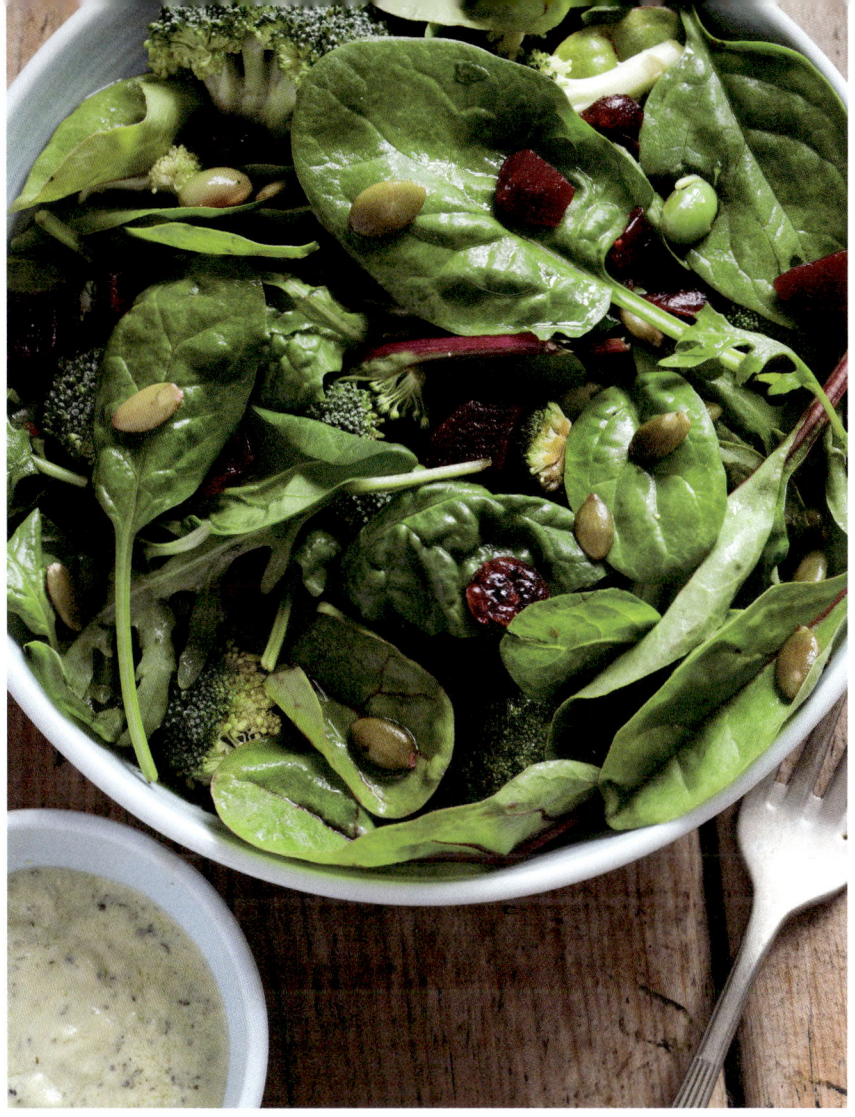

5. Dressing mit Salz, Cayennepfeffer und nach Belieben scharfem Senf abschmecken. Eventuell noch mit etwas Mandeldrink verdünnen. Gleich zum vorbereiteten Salat servieren.

Tipp: Wenn Sie den etwas herben Geschmack von rohem Brokkoli nicht besonders mögen, können Sie die Köpfchen zuvor kurz blanchieren.

Buchweizen-Salat mit Roter Bete und Haselnüssen

Für 4 Portionen • Pro Portion: 411 kcal, 11 g E, 22 g F, 45 g KH

500 g Rote Bete	2 EL Leinöl
150 g Buchweizen	60 g Haselnuss- oder
325 ml Gemüsebrühe	Paranusskerne
1 rote Zwiebel	je 4 Stängel glatte Petersilie
½ Zitrone	und Thymian
1 EL Balsamico-Essig	200 g braune Champignons
½ TL gemahlene Kurkuma	1 EL Kokosöl
Salz, schwarzer Pfeffer	

1. Die Roten Beten (im Ganzen, ohne Putzen – die wertvollen Inhaltsstoffe würden sonst »ausbluten«) in einen Topf geben, mit kaltem Wasser bedecken und je nach Größe in 30–40 Minuten weich kochen. Abgießen und auskühlen lassen.

2. Buchweizen in ein Sieb füllen, heiß abbrausen, abtropfen lassen und mit der Gemüsebrühe in einen Topf geben. Aufkochen lassen und 10 Minuten offen bei geringer Hitze köcheln lassen. Anschließend mit einer Gabel auflockern und ausdampfen lassen.

3. Die Zwiebel abziehen, längs halbieren und in feine Streifen schneiden. Die Zitrone auspressen. Aus Zitronensaft, Balsamico-Essig, Kurkuma, Salz, Pfeffer und Leinöl in einer Salatschüssel mit dem Schneebesen ein Dressing rühren. Zwiebeln und Buchweizen unterheben und ziehen lassen.

4. Haselnüsse grob hacken. Petersilie und Thymian waschen, trocken schütteln und die Blätter von den Stängeln zupfen.

5. Die Roten Beten schälen (Einmalhandschuhe verwenden – die rote Farbe haftet gut an den Händen!), in Scheiben schneiden und zum Buchweizen geben.

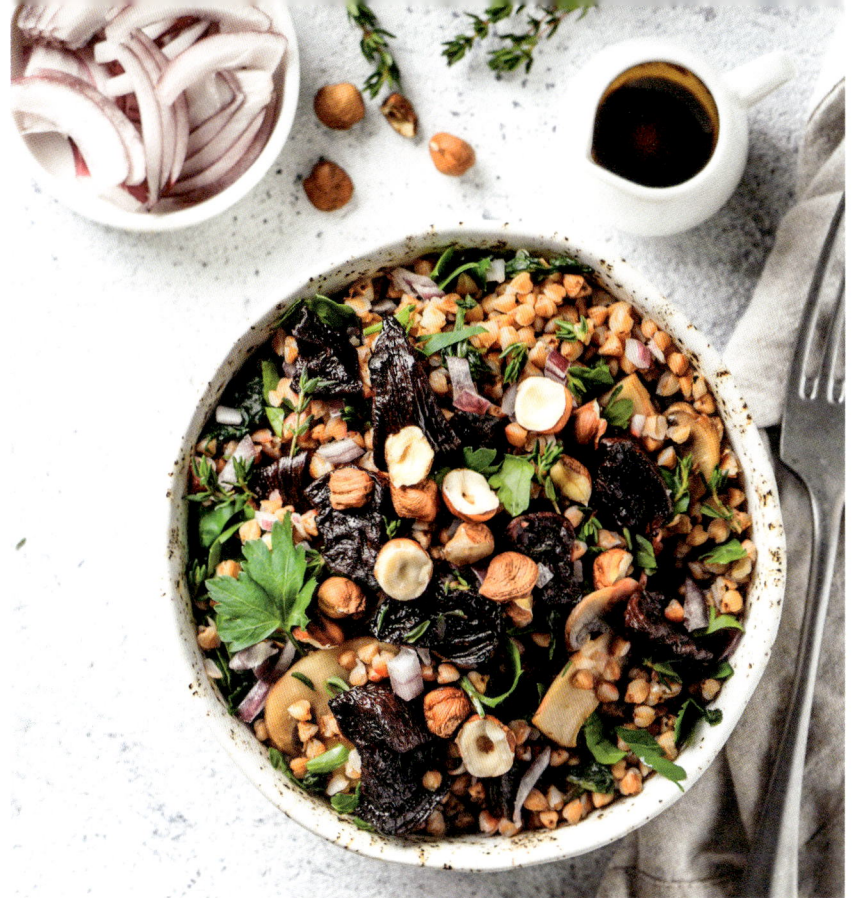

6. Champignons mit einer weichen Bürste reinigen, die Stielchen kürzen und die Köpfe in Scheiben schneiden. Kokosöl in einer beschichteten Pfanne erhitzen und die Champignons darin scharf anbraten. Unter den Salat mischen.

7. Salat mit Salz und Pfeffer abschmecken und mit Haselnüssen und Petersilie bestreut lauwarm servieren.

Tipp: Der Salat schmeckt auch kalt gut und ist zum Mitnehmen geeignet. Statt der Petersilie können Sie ihn auch mit Schnittlauch (sirty!), Kresse oder anderen Kräutern bestreuen.

Wenn Ihnen das Kochen der frischen Roten Beten zu umständlich ist, vorgekochte Rote Beten im Vakuumbeutel oder aus dem Glas enthalten ebenfalls alle wichtigen sekundären Pflanzenstoffe.

Rotkohlsalat mit Pinienkernen

Für 2 Portionen • Pro Portion: 357 kcal, 6 g E, 29 g F, 16 k KH

½ **Salatgurke (ca. 250 g)**
Salz
50 g Pinienkerne
100 g Möhren
200 g Rotkohl
100 g Cherrytomaten
2 EL Apfelessig
2 EL Leinöl
Pfeffer

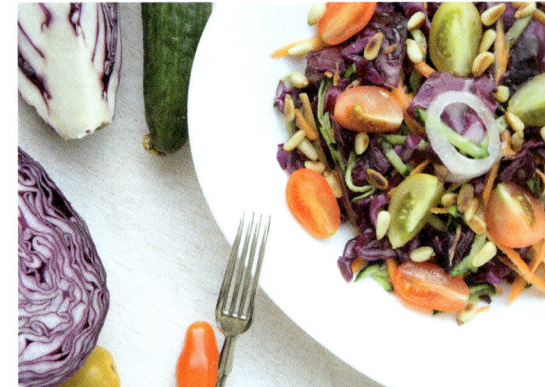

1. Die Salatgurke waschen, längs halbieren, die Kerne mit einem Löffel herausschaben und das Fruchtfleisch in Scheiben schneiden. In eine Schüssel geben, mit 1 TL Salz vermischen und ziehen lassen.

2. In der Zwischenzeit die Pinienkerne in einer beschichteten Pfanne ohne Fett goldgelb rösten.

3. Möhren schälen, putzen und grob raspeln. Den Rotkohl in Blätter teilen und die harten Mittelrippen entfernen. Blätter waschen und in Streifen schneiden. Die Tomaten waschen und vierteln. Möhren und Rotkohl in einer Salatschüssel vermischen.

4. Aus Essig, Öl, Salz und Pfeffer in einer kleinen Schüssel mit dem Schneebesen ein cremiges Dressing rühren. Die Gurken ausdrücken und zum Gemüse in die Schüssel geben. Das Dressing darüberschütten und den Salat gut vermischen.

5. Den Salat auf 2 Teller verteilen, die Tomaten darauflegen und mit den Pinienkernen bestreut servieren.

Grapefruit-Fenchel-Salat mit Nüssen

Für 2 Portionen • Pro Portion: 439 kcal, 8 g E, 28 g F, 38 g KH

2 Knollen Fenchel
Salz
2 rosa Grapefruits
40 g Walnusskerne
2 EL Apfelessig
Salz, Pfeffer
2 EL Walnussöl

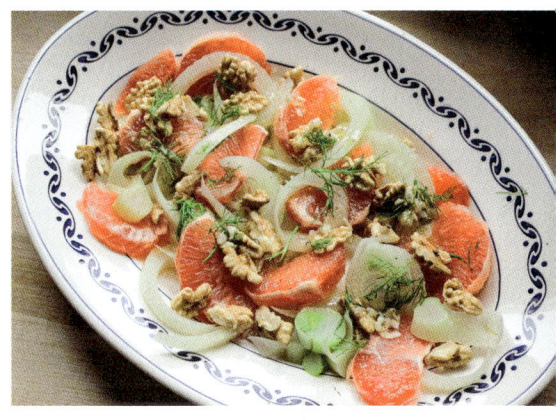

1. Den Fenchel putzen, waschen und – wenn erforderlich – die äußeren Blätter dünn abschälen. Knollen längs halbieren, das Fenchelgrün abschneiden, hacken und beiseite legen.

2. Wasser mit etwas Salz in einen Topf füllen, Dampfgareinsatz hineingeben, Fenchel darin verteilen und in 15 Minuten bissfest dämpfen. Herausnehmen und abkühlen lassen.

3. In der Zwischenzeit die Grapefruits schälen, in Spalten teilen und – nach Belieben – weiße Haut und Trennhäutchen entfernen. Walnusskerne grob hacken.

4. Aus Essig, Salz, Pfeffer und Walnussöl in einer Schüssel mit dem Schneebesen ein Dressing rühren. Den Fenchel in Streifen schneiden und abwechselnd mit den Grapefruitspalten auf 2 Tellern verteilen.

5. Mit Nüssen und Fenchelgrün bestreuen und mit dem Dressing beträufeln.

BEILAGEN

Tomaten-Buchweizen

Für 2 Portionen • Pro Portion: 276 kcal, 8 g E, 9 g F, 42 g KH

> **100 g Buchweizen**
> **220 ml Gemüse- oder Fleischbrühe**
> **4 Lauchzwiebeln**
> **2 Tomaten**
> **1 EL Olivenöl**
> **1 EL Tomatenmark**
> **Salz, Pfeffer**
> **etwas Zitronensaft (nach Belieben)**

1. Den Buchweizen in ein Sieb geben, heiß abbrausen und abtropfen lassen. Mit der Brühe in einen Topf füllen, aufkochen und offen 10 Minuten bei geringer Hitze köcheln lassen. Vom Herd nehmen, mit einer Gabel auflockern und ausdampfen lassen.

2. Lauchzwiebeln putzen, waschen und mit viel Grün in Ringe schneiden. Die Tomaten waschen, halbieren, Stielansätze entfernen und das Fruchtfleisch klein würfeln.

3. Olivenöl in einer Pfanne erhitzen und die Lauchzwiebeln darin dünsten. Tomatenmark kurz mitanbraten. Tomaten dazugeben und etwas einkochen lassen. Den Buchweizen unterrühren und alles mit Salz, Pfeffer und – nach Belieben – Zitronensaft abschmecken.

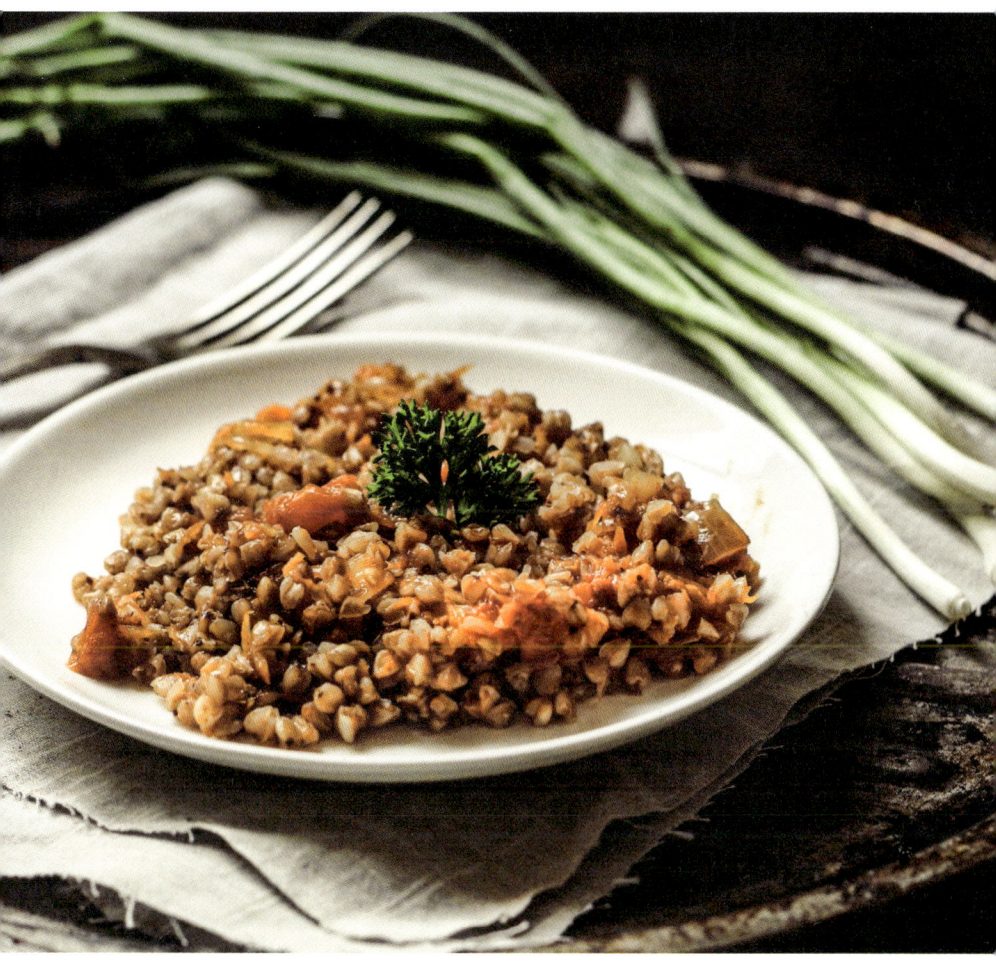

Scharfe Süßkartoffeln

Für 2 Portionen • Pro Portion: 355 kcal, 6 g E, 19 g F, 41 g KH

---

400 g Süßkartoffeln
2 EL Olivenöl
je ½ TL rosenscharfes und edelsüßes Paprikapulver
¼ TL gemahlene Kurkuma
1 EL Sesamsaat

---

1. Den Backofen auf 200 °C Ober-/Unterhitze (Umluft 180 °C) vorheizen.
2. Die Schalen der Süßkartoffeln mit einer Bürste sorgfältig reinigen. Süßkartoffeln in etwa 5 mm dicke Scheiben schneiden.
3. In einer geräumigen Schüssel Olivenöl mit Paprikapulver, Kurkuma und Sesamsaat verrühren. Die Süßkartoffelscheiben darin wenden, bis sie ganz mit dem Öl bedeckt sind.
4. Ein Backblech mit Backpapier auslegen, die Süßkartoffeln flach darauf ausbreiten und im vorgeheizten Backofen 10–12 Minuten backen.

Tipp: Die Süßkartoffeln sind nicht nur als Beilage gut, Sie können sie auch mit etwas saurer Sahne oder Schmand als Hauptmahlzeit essen.

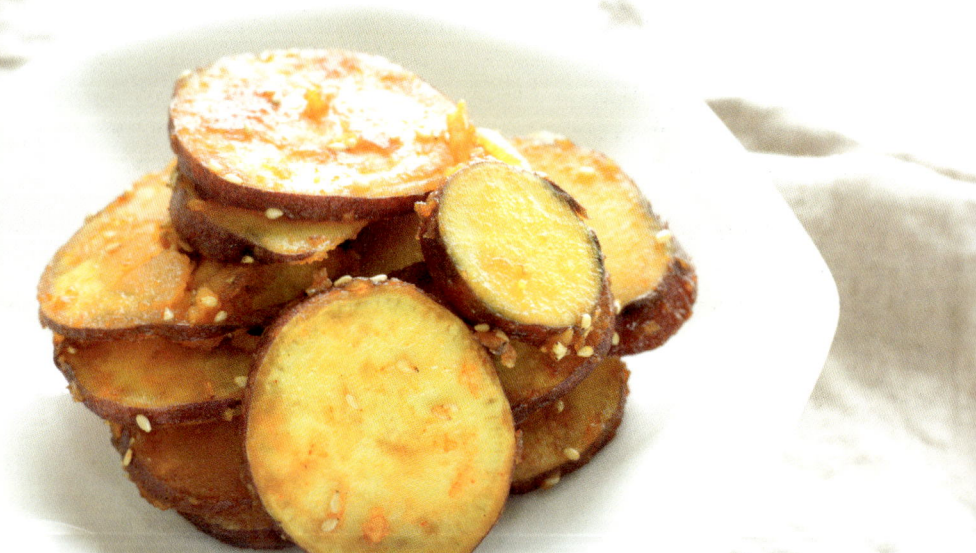

Blumenkohl-»Reis« mit Kurkuma

Für 4 Portionen • Pro Portion: 102 kcal, 4 g E, 9 g F, 2 g KH

800 g Blumenkohl
1–2 Knoblauchzehen
1 EL Olivenöl
1 EL gemahlene Kurkuma
100 ml Gemüsebrühe
Salz, Pfeffer
1–2 EL Limetten-, Orangen-
  oder Zitronensaft
40 g Kürbiskerne

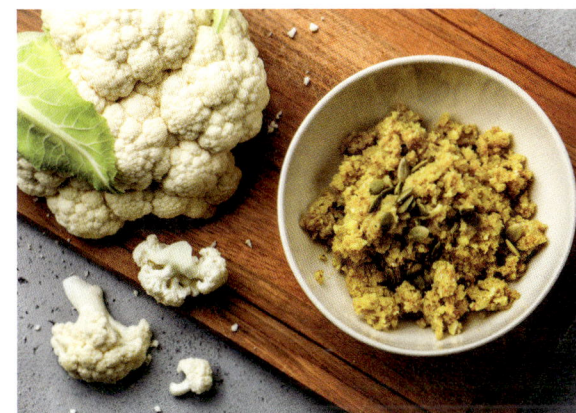

1. Blumenkohl waschen, Blätter und harten Strunk entfernen und die Röschen in Stücke schneiden. In einem Mixer auf etwa Reiskorngröße zerkleinern. Alternativ können Sie den Blumenkohl auch auf einer Reibe grob raspeln.

2. Knoblauch schälen und durch eine Knoblauchpresse drücken. Olivenöl in einem Topf erhitzen und Knoblauch und Kurkuma darin bei milder Hitze anschwitzen. Mit Gemüsebrühe ablöschen, den Blumenkohl dazugeben und zugedeckt bei geringer Hitze 5–7 Minuten garen – dabei öfter umrühren.

3. Blumenkohl-»Reis« mit Salz, Pfeffer und Limettensaft abschmecken und mit Kürbiskernen bestreut – zum Beispiel zu einem Currygericht – servieren.

Tipp: Wenn Sie für weniger Personen kochen – kein Problem! Der Blumenkohl-»Reis« kann eingefroren werden oder schmeckt mit einer Zitronen-Marinade auch gut als Salat.

Kartoffel-Brokkoli-Püree

Für 4 Portionen • Pro Portion: 150 kcal, 6g E, 6g F, 19g KH

600g Brokkoli
300g mehligkochende Kartoffeln
2 Stängel glatte Petersilie
50 ml Mandeldrink (ungesüßt)
Salz, Pfeffer
frisch geriebene Muskatnuss
**   (nach Belieben)**
4 TL Wal- oder Erdnussöl

1. Den Brokkoli waschen, putzen und in kleine Röschen teilen. Den Stiel schälen und grob zerschneiden. Die Kartoffeln schälen, waschen und grob zerkleinern.

2. 1 l Wasser in einen Topf gießen, den Dämpfeinsatz hineingeben und Kartoffeln und Brokkolistiele darin verteilen. 15 Minuten dämpfen, dann die Brokkoliröschen dazugeben und weitere 10 Minuten dämpfen, bis das Gemüse weich ist.

3. Die Petersilie waschen, trocken schütteln und die Blätter von den Stängeln zupfen.

4. Das Wasser aus dem Topf leeren, Kartoffeln, Brokkoli und Mandeldrink hineingeben (nach Belieben einige Röschen zum Garnieren zurückbehalten) und mit einem Stabmixer oder Kartoffelstampfer pürieren – es können noch Stücke zu sehen sein.

5. Mit Salz, Pfeffer und nach Belieben Muskatnuss abschmecken. In eine Servierschüssel oder 4 kleine Schüsseln verteilen, mit Walnussöl beträufeln und eventuell mit Brokkoliröschen und Petersilienblättern garniert servieren.

Musiges Apfelkompott mit Ingwer

Für 4 Portionen • Pro Portion: 135 kcal, 0 g E, 4 g F, 26 g KH

600 g rote Äpfel
2 EL Zitronensaft
1 walnussgroßes Stück Ingwer
2 Schalotten
1 EL Olivenöl
Salz, Cayennepfeffer
1 EL Dattelsirup (Seite 26 oder Fertigprodukt)
oder Honig

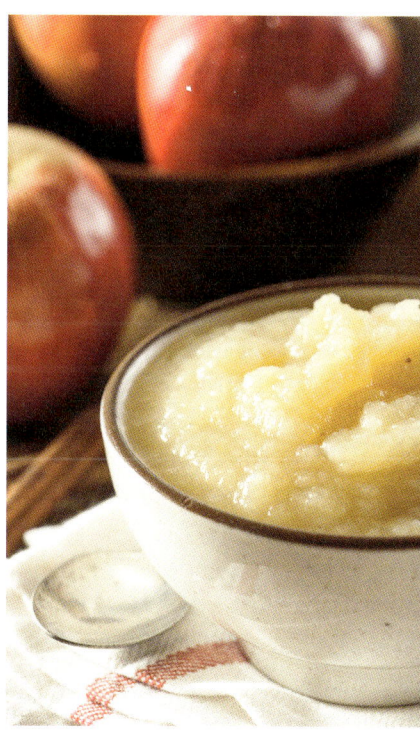

1. Die Äpfel heiß waschen oder schälen. Vierteln, die Kerngehäuse entfernen und das Fruchtfleisch grob würfeln. Sofort mit Zitronensaft beträufeln. Ingwer und Schalotten schälen und klein würfeln.

2. Öl in einem Topf erhitzen und Ingwer und Schalotten darin bei milder Hitze andünsten. Äpfel und 100 ml Wasser dazugeben und bei geringer Hitze 10 Minuten musig einkochen lassen.

3. Mit Salz und Cayennepfeffer pikant abschmecken und die Dattelcreme einrühren. Nach Belieben heiß, lauwarm oder kalt zum Beispiel zu gebratenem Fisch oder Geflügel servieren.

Auberginengemüse mit Tomaten

Für 4 Portionen • Pro Portion: 175 kcal, 12 g KH, 4 g E, 12 g F

500 g Auberginen
Salz
1 Zwiebel
150 g Staudensellerie
250 g Fleischtomaten
3 Stängel Basilikum
2 EL Olivenöl
50 ml Apfelessig
Pfeffer

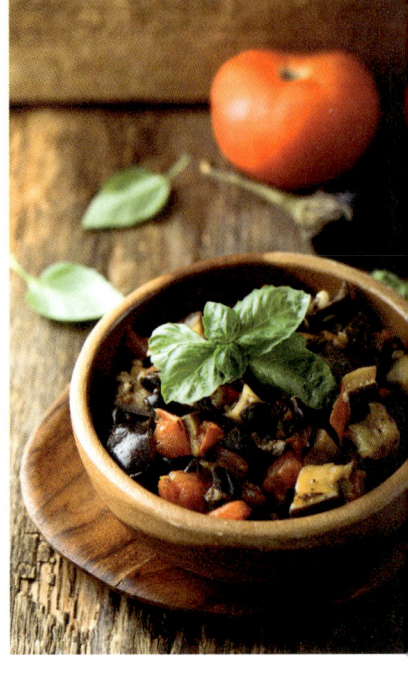

1. Die Auberginen waschen, putzen und in etwa 1½ cm große Würfel schneiden. In eine Schüssel geben, salzen und zugedeckt stehen lassen, damit sie Wasser ziehen.

2. Die Zwiebel schälen und fein würfeln. Staudensellerie waschen, putzen – äußere Stängel eventuell dünn abschälen – und quer in feine Streifen schneiden. Die Tomaten waschen, vierteln und Stielansätze und Kerne entfernen.

3. Die Auberginen in ein Sieb geben, mit kaltem Wasser abbrausen und gut ausdrücken. Basilikum waschen, trocken schütteln, die Blätter von 2 Stängeln zupfen und hacken. (Den 3. Stängel zum Garnieren beiseite legen.)

4. Öl in einem Topf erhitzen und Zwiebel und Sellerie darin andünsten. Auberginen, Tomaten, Essig und Basilikum dazugeben und zugedeckt 10 Minuten bei geringer Hitze köcheln lassen.

5. Mit Salz und Pfeffer abschmecken. Mit den restlichen Basilikumblättern bestreuen und heiß oder lauwarm zum Beispiel zu Gegrilltem servieren.

Rote-Bete-Püree mit Nüssen

Für 4 Portionen • Pro Portion: 260 kcal, 7 g E, 15 g F, 25 g KH

500 g Rote Bete
200 g Kartoffeln
Salz
1 Orange
40 g Walnusskerne
2 Zweige Thymian
½ TL gemahlene Kurkuma
1–2 EL Meerrettich (nach Belieben)
Pfeffer
4 TL Leinöl
80 g griechischer Joghurt
4 TL Leinsamen

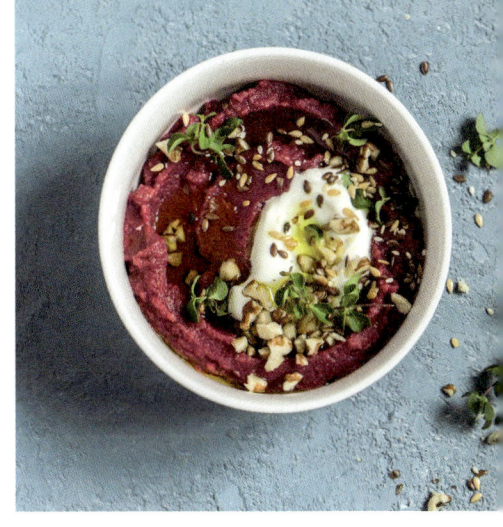

1. Rote Bete und Kartoffeln im Ganzen in einen Topf geben, mit 1 l Salzwasser bedecken und in ca. 40 Minuten weich kochen. Anschließend abgießen und etwas auskühlen lassen.

2. Die Orange auspressen (es sollte ca. 100 ml Saft ergeben). Die Walnusskerne hacken und nach Belieben in einer beschichteten Pfanne ohne Fett rösten. Thymian waschen, mit Küchenpapier trocken tupfen und die Blätter entgegen der Wuchsrichtung von den Stängeln streifen.

3. Rote Beten und Kartoffeln schälen, mit Orangensaft und Kurkuma in den Mixer geben und zu einem nicht allzu feinen Püree verarbeiten.

4. Mit Meerrettich, falls verwendet, Salz und Pfeffer abschmecken und auf 4 Schüsseln verteilen. Jeweils mit 1 TL Leinöl beträufeln, etwas Joghurt daraufgeben und mit Thymian, Nüssen und Leinsamen bestreuen. Passt gut zum Beispiel zu gegrillten Lammkoteletts.

Eingelegter Ingwer

Für 2 Gläser à 200 ml = ca. 20 Portionen à 1 EL
Pro Portion à 1 EL: 26 kcal, 0 g E, 0 g F, 6 g KH

300 g frischer Ingwer
2 TL Salz
50 ml Rote-Bete-Saft
200 ml Reisessig
80 g brauner Zucker

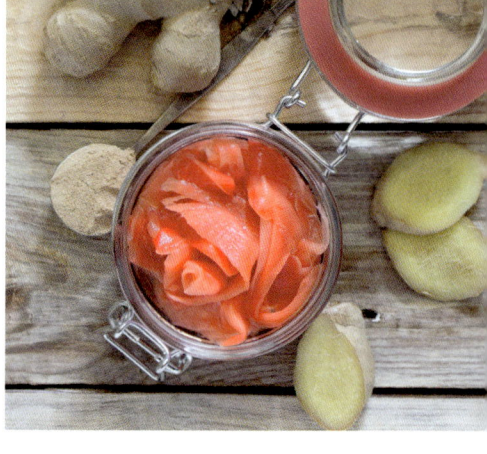

1. Den Ingwer schälen und in feine Scheiben schneiden. In eine Schüssel geben und mit Salz und Rote-Bete-Saft vermischen. Zugedeckt 1 Stunde ziehen lassen. Anschließend durch ein Sieb abgießen und abtropfen lassen.

2. Reisessig und Zucker in einen kleinen Topf geben und aufkochen lassen, damit sich der Zucker auflöst. Den Ingwer dazugeben und 2 Minuten bei geringer Hitze köcheln lassen.

3. Ingwermischung heiß in vorbereitete Schraubgläser füllen, sofort fest verschließen und kopfüber auskühlen lassen. In den Kühlschrank geben und 1–2 Tage durchziehen lassen. Ungeöffnet hält sich der Sushi-Ingwer mindestens 3 Monate.

Minz-Chutney mit Ingwer

Für 1 Glas à 250 ml • Pro Portion (1 EL): 41 kcal, 1 g E, 3 g F, 3 g KH

1 Bund Lauchzwiebeln

2 Knoblauchzehen

1 walnussgroßes Stück Ingwer

½–1 grüne Chilischote

1 Bio-Limette

50 g frische Minze

1 EL brauner Zucker

2 EL Olivenöl

Salz, Pfeffer

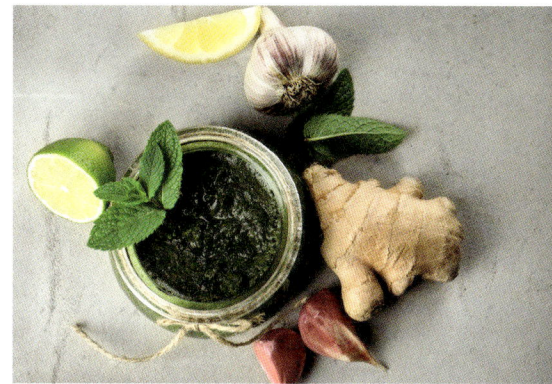

1. Die Lauchzwiebeln putzen, waschen und mit viel Grün in Stücke schneiden. Die Knoblauchzehen und den Ingwer schälen. Die Chilischote waschen, längs aufschlitzen und Kerne und Trennhäutchen entfernen. Die Limette heiß waschen, 1 EL Schale abraspeln und die Frucht auspressen.

2. Minze waschen, mit Küchenpapier trocken tupfen und die Blätter von den Stängeln zupfen.

3. Alle vorbereiteten Zutaten mit Zucker, Öl und 100 ml Wasser in einen Mixer geben und zu einer homogenen Paste mixen. Mit Salz und Pfeffer abschmecken.

4. Chutney in ein sauberes, gut verschließbares Glas umfüllen und einige Stunden durchziehen lassen.

Tipp: Im Kühlschrank hält sich das Chutney gut verschlossen mindestens 3 Wochen. Wenn es Ihnen zu scharf geworden ist, helfen süße Früchte wie zum Beispiel Aprikosen oder Pfirsich, die Sie dazu essen können. Sie können das Chutney auch mit 100 g Joghurt, saurer Sahne oder Crème fraîche verrühren.

SÜßES

Schokoladen-Sauce

Für ca. 25 Portionen • Pro Portion (1 EL): 122 kcal, 2 g E, 141 g F, 2 g KH

> **75 g Kokosöl**
> **400 g Edelbitter-Schokolade**
> **(85 % Kakaoanteil)**

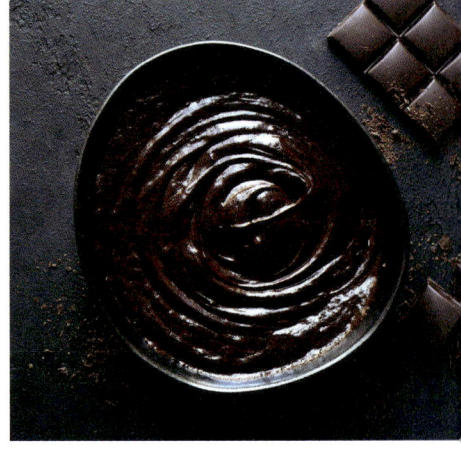

1. 25 ml Wasser und Kokosöl in einen kleinen Topf geben und bei milder Hitze schmelzen.
2. Schokolade in Stücke schneiden, dazugeben und in 3–4 Minuten komplett schmelzen. Mit dem Schneebesen kräftig rühren, bis die Sauce glatt ist.
3. Vor dem Servieren auf Zimmertemperatur abkühlen lassen. Zum Aufbewahren in ein Schraubglas füllen.

Tipp: Besonders lecker schmeckt die Sauce auf Eiscreme, zu halbgefrorenen Beeren oder zu den Frühstücks-Porridges und Müslis ab Seite 62.

Sirtolade

Für ca. 15 Stück • Pro Stück (10 g): 84 kcal, 1 g E, 9 g F, 0 g KH

---

1 Vanilleschote
100 g Kakaobutter
50 g Mandelmus (Fertigprodukt)
2 EL Kakaopulver (Rohkostqualität)

---

1. Die Vanilleschote mit einem Messer der Länge nach aufschlitzen und das Mark herauskratzen.
2. Die Kakaobutter in einen kleinen Topf geben und bei milder Hitze schmelzen.
3. Topf vom Herd nehmen und Vanillemark, Mandelmus und Kakaopulver dazugeben. Mit dem Schneebesen zu einer glatten Masse verrühren.
4. Die heiße Masse in Pralinenförmchen füllen oder auf einem flachen Teller ausbreiten und 2–3 Stunden im Kühlschrank erkalten lassen.

Tipp: Sie können Ihre ganz persönliche Schokolade mit Zutaten nach Belieben entwerfen: Zimt, gehackte Cashewkerne oder Mandeln, Korinthen, grobes Meersalz und Chiliflocken – lassen Sie sich am Schokoladenregal zu immer neuen Kreationen inspirieren!

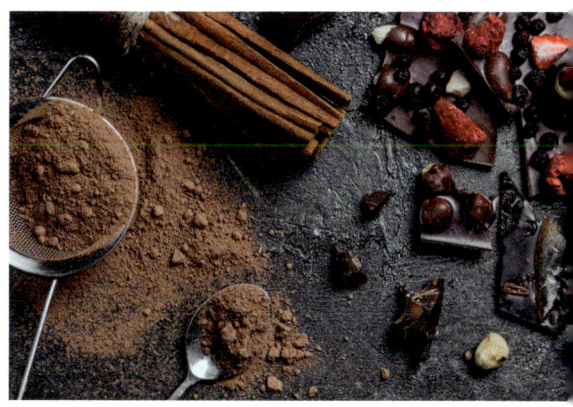

Buchweizen-Apfel-Muffins

Für 12 Stück • Pro Stück: 224 kcal, 5 g E, 14 g F, 22 g KH

---

4 Eier (Größe M)

300 g Äpfel

2 EL Zitronensaft

etwas Fett für die Formen

100 g weiche Butter

2 EL Honig oder Dattelsirup (Seite 26 oder Fertigprodukt)

½ TL gemahlene Vanille oder ½ Vanilleschote

150 g Buchweizenmehl

100 g gemahlene Haselnüsse oder Mandeln

½ Päckchen Weinstein-Backpulver

---

1. Den Backofen auf 175 °C Ober-/Unterhitze (Umluft 155 °C) vorheizen.

2. Die Eier trennen, das Eiweiß in einer Schüssel mit dem Handrührgerät sehr steif schlagen und beiseite stellen.

3. Die Äpfel schälen, das Kerngehäuse entfernen und die Früchte grob raspeln. Sofort mit Zitronensaft beträufeln und ebenfalls beiseite stellen.

4. Ein Muffinblech oder 12 geeignete Förmchen dünn mit Butter oder Öl einfetten.

5. Eigelb, Butter, Honig und Vanille (falls verwendet das Mark mit einem Messer aus der Schote schaben) mit dem Handrührgerät in einer Schüssel cremig schlagen. Buchweizenmehl, Haselnüsse und Backpulver unterrühren. Geraspelte Äpfel und Eischnee behutsam unterheben. Masse in den Formen verteilen und in ca. 20 Minuten im Ofen goldgelb backen.

6. Kurz vor Ende der Backzeit mit einem Zahnstocher in die Muffins stechen. Wenn kein Teig beim Herausziehen daran kleben bleibt, sind sie fertig und können aus dem Ofen geholt werden. In den Formen abkühlen lassen.

Tipp: Nach Belieben können Sie die Muffins vor dem Backen mit Kürbiskernen, gehackten Nüssen oder Kokosraspeln bestreuen.

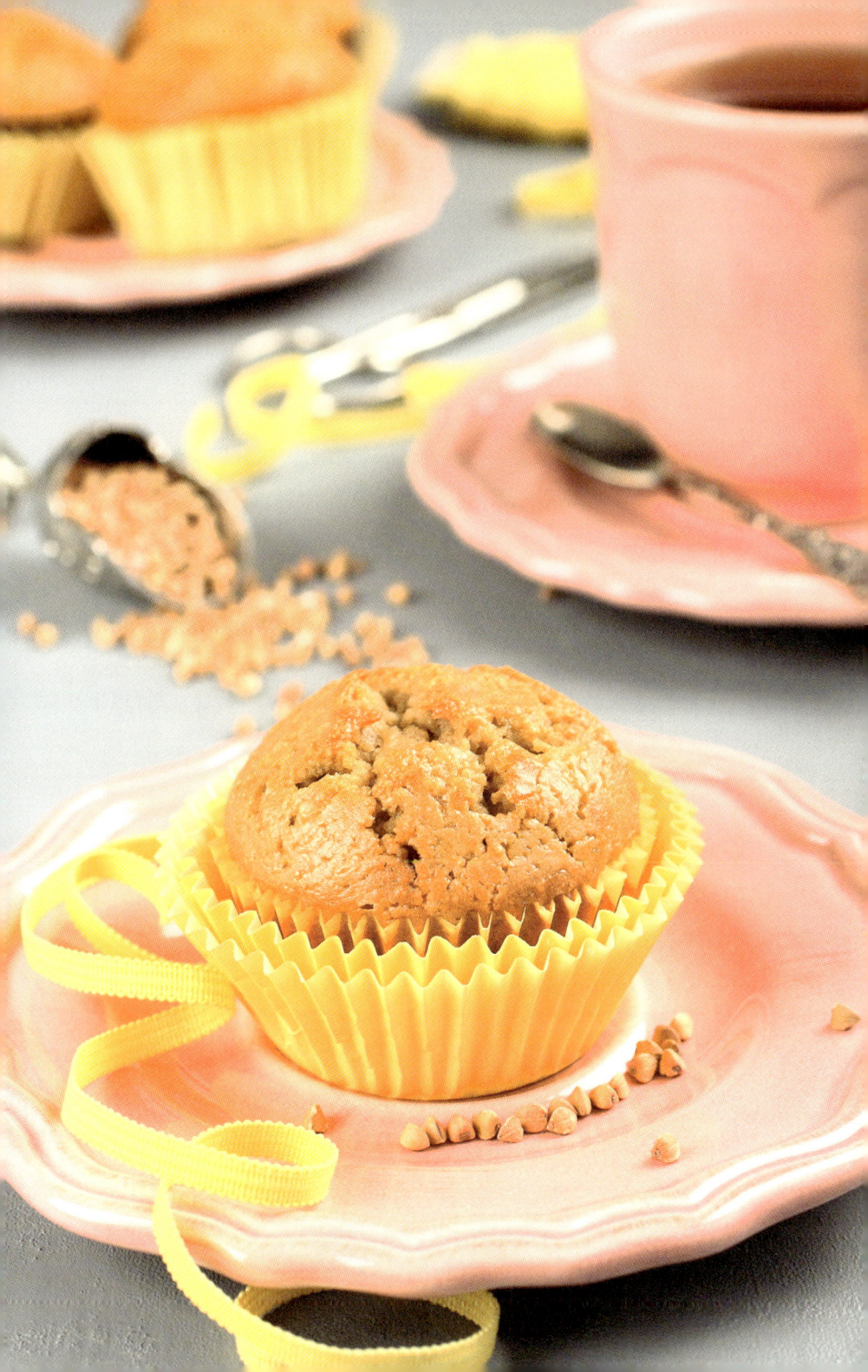

Bananen-Mandel-Eis mit Datteln

Für 4 Portionen • Pro Portion: 126 kcal, 3 g E, 5 g F, 18 g KH

> **2 Bananen**
> **150 ml Mandeldrink (ungesüßt)**
> **½ Vanilleschote**
> **30 g Trockenfrüchte (z. B. Datteln, Orangeat)**
> **15 g gemahlene Mandeln**
> **15 g Sonnenblumenkerne**

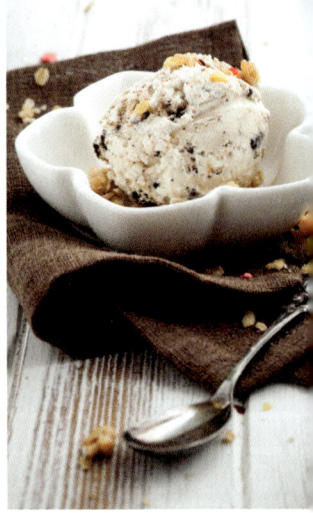

1. Die Bananen schälen, in Scheiben schneiden und auf einem Blech flach ausgebreitet 3 Stunden in den Tiefkühler geben.

2. 100 ml Mandeldrink in ein flaches Gefäß (oder Eiswürfelbehälter) füllen und ebenfalls tiefkühlen.

3. Die Vanilleschote mit einem Messer längs aufschlitzen und das Mark herauskratzen.

4. Die gefrorenen Zutaten, Vanillemark, Trockenfrüchte, Mandeln und Sonnenblumenkerne in einen Mixer geben und zu einer Softeis-Creme zerkleinern. Den restlichen Mandeldrink dazugießen und unterrühren.

Tipp: Variieren Sie gerne nach Belieben Trockenfrüchte, Nüsse und Samen. Sie sind alle supergut für die sirtaktive Ernährung.

Avocado-Schoko-Creme

Für 2 Portionen • Pro Portion: 227 kcal, 5 g E, 16 g F, 16 g KH

1 große reife Avocado
1 kleine Banane
30 g Kakaopulver (Rohkostqualität)
1 Zweig frische Minze

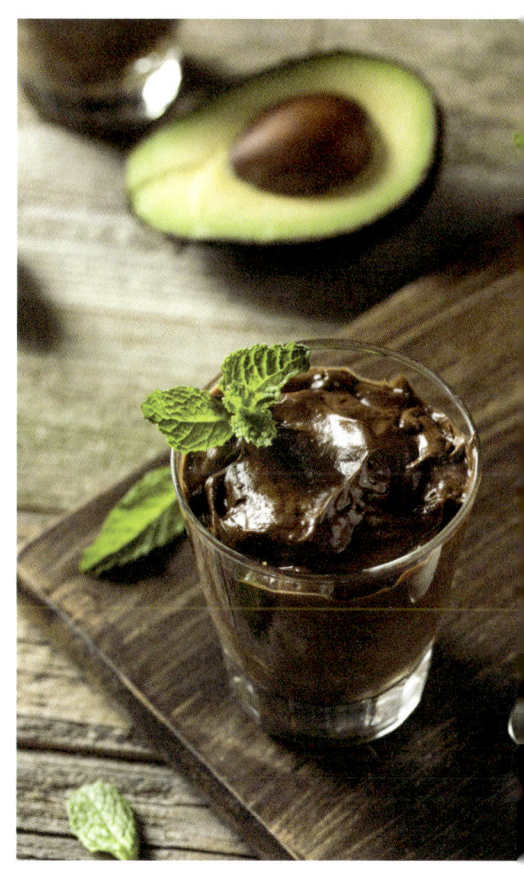

1. Avocado längs halbieren, den Kern entfernen und das Fruchtfleisch mit einem Löffel aus der Schale heben. Die Banane schälen und in Stücke schneiden.
2. Beides in eine Schüssel füllen, das Kakaopulver dazugeben und alles mit einem Stabmixer glatt pürieren.
3. Die Minze waschen, trocken schütteln und die Blätter vom Stängel zupfen.
4. Creme auf 2 Gläser verteilen, mit Minze garnieren und zugedeckt im Kühlschrank durchziehen lassen.

ZUTATENREGISTER

Bildnachweis